一九八二國家中醫古籍整理出版規劃

中醫古籍整理叢書重刊

難經校注

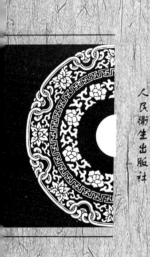

主編　凌耀星

協編　胡文駿　包來發

審定　裘沛然　張燦玾　王自强　鄭孝昌·何愛華

人民衛生出版社

圖書在版編目（CIP）數據

難經校注 / 凌耀星主編. —北京：人民衛生出版社，2013
（中醫古籍整理叢書重刊）
ISBN 978-7-117-17196-0

Ⅰ. ①難… Ⅱ. ①凌… Ⅲ. ①《難經》–注釋 Ⅳ. ①R221.9

中國版本圖書館 CIP 數據核字（2013）第 066611 號

人衛社官網	**www.pmph.com**	出版物查詢，在綫購書
人衛醫學網	**www.ipmph.com**	醫學考試輔導，醫學數 據庫服務，醫學教育資 源，大衆健康資訊

難 經 校 注

主　　編：凌耀星
出版發行：人民衛生出版社（中繼綫 010-59780011）
地　　址：北京市朝陽區潘家園南裏 19 號
郵　　編：100021
E - mail：pmph @ pmph.com
購書熱綫：010-59787592　　010-59787584　　010-65264830
印　　刷：三河市宏達印刷有限公司
經　　銷：新華書店
開　　本：850×1168　1/32　　印張：6.5　　插頁：1
字　　數：130 千字
版　　次：2013 年 7 月第 1 版　　2024 年 3 月第 1 版第 17 次印刷
標準書號：ISBN 978-7-117-17196-0/R・17197
定　　價：32.00 元

打擊盜版舉報電話：**010-59787491**　**E-mail：WQ @ pmph.com**
（凡屬印裝質量問題請與本社市場營銷中心聯繫退換）

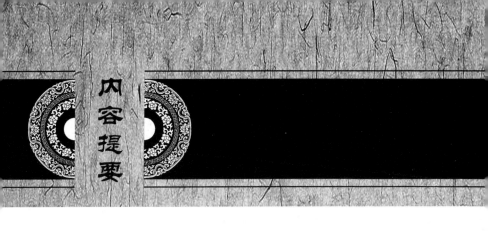

　　《難經》是中醫學的經典著作之一，它繼承了漢以前的醫學成就，並對後世醫學理論的發展有重要的影響。

　　全書以闡明《內經》等古醫經的要旨爲主，用問答的體裁，設爲八十一難。內容包括生理、病理、診斷、治療等各方面。特別是對脉學的論述，尤爲精要，有創造性的立説。對三焦和命門的學説，提出了新的論點，並比較係統地論述了奇經八脉的循行、功能與病症，以及腧穴、原穴、募穴在針刺治療上的作用。本書對深入研究中醫理論，更好地指導臨床實踐，有重要的價值。

　　《難經校注》是對《難經》整理研究的成果。書中設提要、原文、校注、按語等項，對《難經》的每一難勾玄旨要、校勘訛誤、訓釋詞義，並聯係臨床實際，論述醫理，探隱發微，解析疑難。本書是國家中醫藥管理局八十年代的部級科研課題，在某些方面代表了中醫界對《難經》研究的新水平。

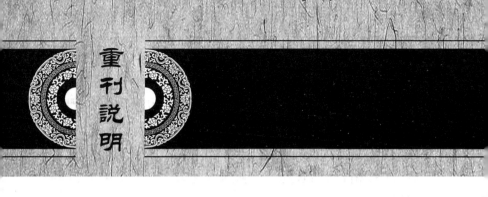

重刊說明

　　《中醫古籍整理叢書》,是我社 1982 年爲落實中共中央和國務院關於加强古籍整理的指示精神,在衛生部、國家中醫藥管理局領導下,組織全國知名中醫專家和學者,歷經近 10 年時間編撰完成。這是一次新中國成立 60 年以來規模最大、水準最高、品質最好的中醫古籍整理,是中醫理論研究和中醫文獻研究成果的全面總結。本叢書出版後,《神農本草經輯注》獲得國家科技進步三等獎、國家中醫藥管理局科技進步一等獎,《黃帝内經素問校注》《黃帝内經素問語譯》《傷寒論校注》《傷寒論語譯》等分別獲得國家中醫藥管理局科技进步一等獎、二等獎和三等獎。

　　本次所選整理書目,涵蓋面廣,多爲歷代醫家所推崇,向被尊爲必讀經典著作。特別是在《中醫古籍整理出版規劃》中《黃帝内經素問校注》《傷寒論校注》等重點中醫古籍整理出版,集中反映了當代中醫文獻理論研究成果,具有較高的學術價值,在中醫學術發展的歷史長河中,將佔有重要的歷史地位。

　　30 年過去了,這些著作一直受到廣大讀者的歡迎,

5

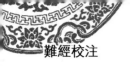

在中醫界產生了很大的影響。他們的著作多成於他們的垂暮之年，是他們畢生孜孜以求、嘔心瀝血研究所得，不僅反映了他們較高的中醫文獻水準，也體現了他們畢生所學和臨床經驗之精華。諸位先賢治學嚴謹，厚積薄發，引用文獻，豐富翔實，訓詁解難，校勘嚴謹，探微索奧，注釋精當，所述按語，彰顯大家功底，是不可多得的傳世之作。

中醫古籍浩如煙海，內容廣博，年代久遠，版本在漫長的歷史流傳中，散佚、缺殘、衍誤等爲古籍的研究整理帶來很大困難。《中醫古籍整理叢書》，作爲國家項目，得到了衛生部和國家中醫藥管理局的大力支持，不僅爲組織工作的實施和科研經費的保障提供了有力支援，而且爲珍本、善本版本的調閱、複製、使用等創造了便利條件。因此，本叢書的版本價值和文獻價值隨着時間的推移日益凸顯。爲保持原書原貌，我們只作了版式調整，原繁體字豎排（校注本），現改爲繁體字橫排，以適應讀者閱讀習慣。

由於原版書出版時間已久，圖書市場上今已很難見到，部分著作甚至已成爲中醫讀者的收藏珍品。爲便於讀者研習，我社決定精選部分具有較大影響力的名家名著，編爲《中醫古籍整理叢書重刊》出版，以饗讀者。

人民衛生出版社
二〇一三年三月

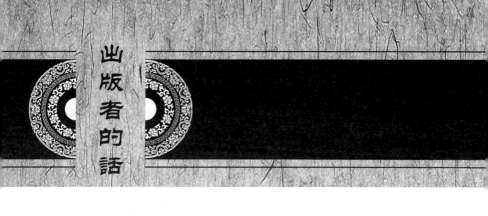

出版者的話

　　根據中共中央和國務院關於加強古籍整理的指示精神，以及衛生部一九八二年制定的《中醫古籍整理出版規劃》的要求，在衛生部和國家中醫藥管理局的領導下，我社在組織中醫專家、學者和研究人員在最佳版本基礎上整理古醫籍的同時，委托十一位著名中醫專家，歷時七、八年對規劃内《黄帝内經素問》等十一部經典著作，分工進行整理研究，編著成校注本十種、語譯本八種、輯校本一種，即《黄帝内經素問校注》、《黄帝内經素問語譯》、《靈樞經校注》、《靈樞經語譯》、《傷寒論校注》、《傷寒論語譯》、《金匱要略校注》、《金匱要略語譯》、《難經校注》、《難經語譯》、《脈經校注》、《脈經語譯》、《中藏經校注》、《中藏經語譯》、《黄帝内經太素校注》、《黄帝内經太素語譯》、《針灸甲乙經校注》、《諸病源候論校注》、《神農本草經輯注》等十九種著作。并列入了衛生部與國家中醫藥管理局文獻研究方面的科研課題。

　　在整理研究過程中，從全國聘請了與各部著作有關的中醫專家、學者參加論證和審定。以期在保持原書面貌的基礎上，廣泛吸收中醫學理論研究和文史研究的新成果,使其成爲研究中醫古籍的重點專著,反映當代學術研究的水平。因此,本書的出版,具有較高的學術價值。

　　然而,歷代中醫古籍的内容是極其廣博的,距今的年代是極其久遠的,有些内容雖然經過研究,但目前尚無定論或作出解釋,有待今後更深入地研究。

人民衛生出版社
一九八九年二月

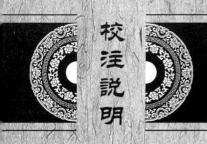

校注説明

　　本次校注遵照《中醫古籍校注通則》進行整理研究。

　　全書不分卷，按《難經》原文八十一難次序編排。首列目録，以備檢索。每難内容均依"提要""原文""校注""按語"之順序。末附"校注後記"及"附録"。分别説明於下：

　　第一　提要

　　簡明扼要地提示本難的主要内容。

　　第二　原文

　　本書原文系以底本爲基礎，經勘誤訂正而成。原文段落，根據内容，作適當調整。

　　第三　校勘

　　一，本書校勘所選之底本、主校本、參校本、旁校本如下：

　　底本：《王翰林集注黄帝八十一難經》（簡稱《集注》）慶安五年日本武村市兵衛本（簡稱《慶安》本）

　　主校本：（一）《難經集注》文化元年日本濯纓堂刻本（簡稱《濯纓》本）。（二）《難經集注》文久三年日本林衡氏重刊《佚存叢書》本，一九五六年上海人民衛生出版社影

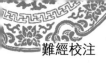

印本(簡稱《佚存》本)。(三)《新刊晞范句解八十一難經》元刊本(簡稱《句解》本)。(四)《難經本義》明萬曆十八年藍印本(簡稱《本義》本)。(五)明刻白文本《難經》《醫要集覽》本(簡稱《集覽》本)。

參校本:(一)《勿聽子俗解八十一難經》(簡稱《俗解》)。一九八三年中醫古籍出版社據明成化八年鰲峰熊氏中和堂本影印本。(二)《圖注八十一難經》(簡稱《圖注》)。明正德五年吳門沈氏碧梧亭校刊本。(三)《鍥王氏秘傳圖注八十一難經評林捷徑統宗》(簡稱《評林》)。明萬曆二十七年書林安正堂本。(四)《古本難經闡注》(簡稱《闡注》)。上海科技出版社校印本。

旁校本:(一)《黃帝內經素問》一九五六年人民衛生出版社影印明代顧從德刻本。(二)《靈樞經》一九五六年人民衛生出版社影印明代趙府居敬堂刊本。(三)《黃帝內經太素》一九六五年人民衛生出版社校刊本。(四)《針灸甲乙經》一九五六年人民衛生出版社據明《醫統正脈》本加句影印本。(五)《脈經》一九五七年上海科技出版社據鄰蘇園復宋本影印本。(六)《諸病源候論》一九五四年人民衛生出版社據《周氏醫學叢書》本影印本。(七)《千金要方》一九八二年人民衛生出版社據日本江戶醫學影摹北宋刊本加句影印本。(八)《外臺秘要》一九五五年人民衛生出版社據經餘居刊本影印本。(九)《太平御覽》一九六〇年中華書局據《四部叢刊二編》影宋本縮印本。(十)《太平聖惠方》人民衛生出版社排印本。(十一)《聖濟總錄》人民衛生出版社排印本。餘從略。

二,本書校勘採用"本善兼顧法",即以底本為主,參

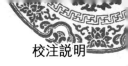

對各校本異同,釐定是非,擇善而從,作改、删、補、乙、幾説並存,或存疑等。具體處理方法如下:

(一)凡底本中的明顯錯别字及印刷字體之誤者,逕改,不出校記。

(二)凡底本不誤,校本誤者,原則上不出校,但歷代校勘不當,或有疑問,影響較大者,則出校記適當加以説明。

(三)凡底本校本不一,顯係底本錯誤者,將原文改正,並出校説明校改依據和理由。

(四)凡底本與校本不一,屬校本義長,可改可不改者,不改,出校,並示明"義長";屬是非難定者,不改,出校説明其互異之處,或略加評述,並示明"可參";屬虚詞無關宏旨者,一般不出校,但若有礙文義,則作如上處理。

(五)凡底本與校本雖同,但按文義、醫理疑有脱、訛、衍、倒之屬者,不改,出校存疑。

(六)凡本書中同一内容,前後文字互異時,根據校本及文義、醫理,對錯誤處改正,並出校記。

(七)本次整理,原文予以現代標點,以便習讀。

第四　注釋

本着排難解惑、疏通義理之目的進行注釋,注重醫理與文理統一,訓與證相符。具體處理方法如下:

(一)凡原文注釋與校勘用同一脚注序碼,先校文,後注文。

(二)凡原文内容及常用中醫名詞術語,屬一般中醫師能正確理解者,概不注釋。

(三)凡訓釋字詞,引用書證,概以訓詁專書及古代經典原著爲據。寫明書名,卷數或篇名,部首或韻首。緊

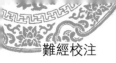

接前條書證出處相同者,只寫書名,以節省篇幅。

（四）凡難字、冷僻字、異讀字,均加注漢語拼音與直音字。

（五）凡訓釋着重在字詞文義,一般不解釋和闡發其醫理,以免造成對原文的曲解。但如釋明文理尚不足以闡明原旨者,則適當輔以醫理的解釋。

（六）凡被釋詞句內容比較複雜,單用文字猶難以説明者,則輔以圖表,使易於理解。

第五　按語

本書按語首先在闡明原文原意,然後在此基礎上解析疑難,探隱發微,聯系實際,論述醫理,評述得失,開拓思路,抒發編者學術見解。按語運用原則如下：

（一）凡對校勘內容需要作進一步説明;或對原文有疑問,又無據可依;或前人對是非去取意見不一時,在按語中提出編者意見,供讀者研究參考。

（二）凡對原文內容,歷來爭論較多,需要作比較分析,並闡明編者見解者。

（三）凡內容繁複,需要加以條理、概括和分析;或內容分散,需要加以集中歸納,系統説明者。

（四）本書在醫理方面有創新之處,對臨床有指導意義,及對醫學發展有較大貢獻;或內容有明顯脱離實際、主觀臆測,需要適當加以評論者。

（五）提示與本難有聯系的本書其他原文,以便有助于讀者加深理解,啟發思考。

第六　校注後記

本書校注後記內容爲探討《難經》的成書年代與作

者;鈎玄《難經》一書的主要内容;論述其學術思想及主
要成就;纍述其歷代注本的版本源流及流傳情況;簡誌本
書整理研究經過。

第七　附録

(一)附録一

序文。除《難經集注》楊玄操序按底本體例,列於本
書書首外,選録《難經》各家注釋本序文三篇,並作校注。
各序所用底本、校本如下:

丹波元簡重刊《難經集注》序。底本:《濯纓堂》本,
校本:《宋以前醫籍考》引文。

李駧《句解八十一難經》序。底本:元刊本《新刊晞
范句解八十一難經》,校本,上海涵芬樓《道藏》影印本。

滑壽《難經本義》序。底本:明據元至正本重刻本,
校本:日本天和四年(一六八四年)吉野屋德真衛刻本,
一九六三年人民衛生出版社據明《古今醫統正脉全書》
本排印本。

(二)附録二

歷代《難經》書目。收載歷代以來《難經》注本
一百三十六種。存亡兼收,包括日本醫家所注漢文本。
内容有書名,撰者姓名,原見書目,卷數,成書年代,刊印
年代,刊印者及版本等。

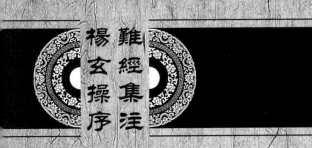

難經集注

楊玄操序

《黃帝八十一難經》者,斯乃勃海[1]秦越人[2]之所作也。越人受桑君[3]之秘術,遂洞明醫道,至能徹視藏府,刳腸剔心[4]。以其與軒轅[5]時扁鵲[6]相類,乃號之爲扁鵲。又家於盧國[7],因名之曰盧醫。世或以盧扁爲二人者,斯實謬矣。

按黃帝有《内經》二帙[8],帙各九卷,而其義幽賾[9],殆難究[10]覽。越人乃採摘英華,抄撮精要,二部經内,凡八十一章,勒[11]成卷軸[12],伸演其道[13],探微索隱,傳示後昆[14],名爲《八十一難》。以其理趣深遠,非卒[15]易了故也。既弘暢聖言,故首稱“黃帝”。斯乃醫經之心髓[16],救疾之樞機。所謂脱牙角於象犀,收羽毛於翡翠[17]者矣。

逮於吳太醫令吕廣[18]爲之注解,亦會合玄宗,足可垂訓。而所釋未半[19],餘皆見闕[20]。

余性好醫方,問道無倦。斯經章句,特承師授。既而躭研無斁[21],十載於兹。雖未達其本源,蓋亦舉其綱目。此教所興,多歷年代。非唯文句舛錯[22],抑亦事緒參差。後人傳覽,良難領會。今輒條貫編次,使類例相從,凡爲一十三篇,仍舊八十一首。吕氏未解,今並注釋;吕氏注不

15

盡，因亦伸之，並別爲音義，以彰厥[23]旨。昔皇甫玄晏[24]總三部爲《甲乙》之科[25]。近世華陽陶貞白[26]廣《肘後》爲百一之製[27]，皆所以留情極慮，濟育羣生者矣。余今所演[28]，蓋亦遠慕高仁[29]，邇遵盛德[30]。但恨庸識有量，聖旨[31]無涯。緶促汲深[32]，玄致難盡。

前歙州[33]歙縣尉[34]楊玄操[35]序

〔1〕勃海　亦稱渤海。郡名。漢高帝五年(公元前二〇二年)置。因地濱渤海，故名。位於今河北、山東境內。

〔2〕秦越人　戰國時名醫，亦名扁鵲。《史記·扁鵲倉公列傳》："扁鵲者，勃海郡鄭人也。姓秦氏，名越人。"

〔3〕桑君　即長桑君。曾授秘藥禁方給秦越人。事見《史記·扁鵲倉公列傳》。

〔4〕刳腸剔心　刳(kū枯)，剖割。剔(tī梯)用刀分解。此爲古代外科剖腹手術。《書經·泰誓上》第一："刳剔孕婦"孔疏："刳剔，謂割剝也。"

〔5〕軒轅　即黃帝。《史記·五帝本紀》："黃帝者，少典之子，姓公孫，名軒轅。"

〔6〕扁鵲　此處指傳説中之古神醫。

〔7〕盧國　春秋時齊國之地。在今山東長清縣西南。

〔8〕二帙(zhì至)　《説文·巾部》："帙，書衣也。"原意爲包書的套子，引申一套書爲一帙。文中二帙指《靈樞》與《素問》二書。

〔9〕幽賾(zé則)　賾，深奧。《易·繫辭上》第七："聖人有以見天下之賾"，孔穎達疏："賾，謂幽深難見。""幽賾"爲同義複詞。

〔10〕究　窮盡之意。《詩·大雅·蕩》："靡屆靡究"毛傳："究，窮也。"

〔11〕勒　刻的意思，引伸爲刻書或寫書。

〔12〕卷軸　書籍的一種裝訂形式，即將書寫好的紙裱接起來，用軸舒

卷,故稱"卷軸"。唐以前書籍多爲此。

〔13〕道 原作"首",於義難通。據《難經本義》引文改。

〔14〕後昆 指子孫後代。《書經·仲虺之誥》第二:"垂裕後昆"。

〔15〕卒 通"猝",倉卒、突然之意。《靈樞·百病始生》:"卒然逢疾風暴雨而不病者,蓋無虚。"

〔16〕心髓 心臟、腦髓,在此喻其實貴和重要。

〔17〕脱牙角於象犀,收羽毛於翡翠 "翡翠",即翡翠科,鳥類的一屬,其羽毛可供鑲嵌飾品之用。取大象之牙、犀牛之角和翡翠之羽,在此比喻取其精華之意。

〔18〕吳太醫令吕廣 亡名氏《玉匱鍼經·序》曰:"吕博,少以醫術知名,善診脈論疾,多所著述。吳·赤烏二年,爲太醫令。撰《玉匱鍼經》及注《八十一難經》,大行於世。"(《醫籍考》引《太平御覽》)。丹波元胤云:"按,吕氏本名廣,隋代避國諱,遂轉爲博。"(《醫籍考·醫經七》)。

〔19〕所釋未半 吕廣注文載於《難經集注》中,共計二十四難。

〔20〕闕 通"缺",空缺之意。《左傳·昭公二十年》:"以當其闕",杜預注:"闕,空也。"

〔21〕躭研無斁 "躭"(dān 單)通"耽",《三國志·蜀志·譙周傳》:"耽,古篤字。""斁"(yī 衣),厭棄。《詩·周南·葛覃》:"爲絺爲綌,服之無斁。"注:"斁,厭也。"全句意爲專心研究,鍥而不舍。

〔22〕舛(chuǎn 喘)錯 同義複詞,錯亂之意。《史記·索隱·序》:"初欲更改舛錯,裨補疏遺。"

〔23〕厥 訓爲"其",指示代詞。

〔24〕皇甫玄晏 指皇甫謐,其字士安,自號玄晏先生。魏晉著名醫學家。生於東漢建安二十年(二一五年),卒於西晉太康三年(二八二年)。

〔25〕總三部爲《甲乙》之科 "三部"指《素問》、《針經》、《明堂孔穴針灸治要》三書。《甲乙》即《黃帝三部針灸甲乙經》,簡稱《甲乙經》。約撰

於公元二五九年。

〔26〕華陽陶貞白　即陶宏景,丹陽秣陵人,生於南朝宋元嘉二十九年(四五二年),卒於梁大同二年(五三六年)。自號"華陽隱居",卒諡"貞白先生"。著名醫學家、道家。

〔27〕廣《肘後》爲百一之製　《肘後》即《肘後備急方》,簡稱《肘後方》,晉·葛洪撰。全書三卷。陶宏景在原書基礎上,作了增補,名爲《補闕肘後百一方》"廣"有增補之意。"製"在此言著作。

〔28〕演　闡發經義謂之"演"。《漢書·五行志上》:"文王演《周易》"。

〔29〕高仁　《禮記·中庸》:"仁者,人也。""高仁"在此指高明的醫家。

〔30〕盛德　敬稱有德之士。《史記·老子傳》:"君子盛德"。

〔31〕聖旨　在此指經文之意旨。

〔32〕綆促汲深　綆(gěng 梗)汲水桶上之繩索。《左傳·襄公傳九年》:"具綆缶"杜預注:"綆,汲索"。《說文·水部》:"汲,引水於井也。"《荀子·榮辱》:"短綆不可以汲深井之泉。"以此比喻經文深奧,難以盡述之意。

〔33〕歙州　古州名。隋·開皇九年(公元五八九年)設置。至宋代宣和三年改名徽州。在今安徽省東南部。

〔34〕歙縣尉　"歙縣"隋時屬歙州,在今新安江上游地區。"尉"古官名。州有州尉,縣有縣尉。

〔35〕楊玄操　"楊玄操,不詳何朝人。考開元中,張守節作《史記正義》,於倉公傳,採録楊序及説,則知爲初唐人。其演注全在於《王翰林集注》中。"(見《醫籍考·醫經七》)

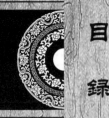

目録

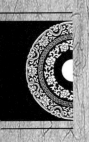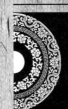

難經校注

一難

提要：提出"獨取寸口"的切脈診斷法。指出寸口動脈爲十二經脈之大要會，故切按寸口脈，可判斷五臟六腑之疾病和死生吉凶。

一難[1]曰：十二經[2]皆有動脈，獨取寸口，以決[3]五藏六府死生吉凶之法[4]，何謂也？

然[5]，寸口者，脈之大要會[6]，手太陰之動脈[7]也。人一呼脈行三寸，一吸脈行三寸，呼吸定息，脈行六寸[8]。人一日一夜凡一萬三千五百息，脈行五十度周於身[9]，漏水下百刻[10]，榮衛行陽二十五度，行陰亦二十五度，爲一周也，故五十度復會於手太陰。寸口者[11]，五藏六府之所終始，故法取[12]於寸口也。

〔1〕難　義同"問"。廖平曰："難與問同，故此書初名《八十一問》。"《難經經釋補證·一難》)《太平御覽·疾病部》、《五行大義》卷三、《文選·七發》李善注等引《八十一難》并作《八十一問》。

〔2〕經　《集覽》本此下有"中"字。

〔3〕決　《佚存》本作"決"。《玉篇·冫部》"決，俗決字。"《淮南子·時

1

則訓》:"審決獄"高誘注:"決,斷也。"

〔4〕吉凶之法 《脈經》卷一第四"法"作"候者"。《醫心方》卷三第一眉批無"吉凶"二字。

〔5〕然 應答之聲。如"是"、"對"、"唉"等。《廣雅·釋詁一》:"然,膺也。"王念孫疏:"應與膺通"。《爾雅·釋言》郝懿行疏:"今順天人謂然爲唉。"

〔6〕大要會 "要"字原奪。《句解》"大"下有"要"字。虞庶注:"故經云寸口者,脈之大要會也……夫如是則知人之氣自昧而化,上傳手太陰,故寸口爲要會也。"是虞庶所據本亦作"大要會"。又本書二難有"尺寸者,脈之大要會也"。"尺寸"即"寸口"。據此,作"大要會"爲是,據補。

〔7〕動脈 原作"脈動"。《脈經》卷一第四、《千金》卷二十八第一、《類説》卷三十七引《難經》并作"動脈"。按"脈動"二字誤倒。今據《脈經》等乙正,與上文"十二經皆有動脈"相合。

〔8〕脈行六寸 《甲乙》卷一第九"脈"作"氣"。

〔9〕脈行五十度周於身 《甲乙》作"氣行五十營於身"。《廣雅·釋詁五上》:"周,旋也。"引伸爲循環周流。

〔10〕漏水下百刻 "漏"是古代一種計時器,亦稱"銅漏""漏壺"。銅壺中盛水,下有一小孔,漏水滴入內有刻度浮標之受水器中,按水面浮標刻度以計時,漏水一百刻爲一晝夜。

〔11〕寸口者 《脈經》卷一第四、《千金》卷二十八第一并作"太陰者,寸口也。"

〔12〕法取 《集覽》本、《脈經》并作"取法"。

按語:一、獨取寸口的切脈法導源於《內經》,首創於《難經》。寸口是手太陰經動脈搏動之處。在寸口部位切脈,可以測候全身經脈氣血的基本情況,且診察方便,簡單易行,爲後世脈學的發展,奠定了基礎。這是《難經》在診斷學方面的重大貢獻。正如滑壽所云:"此越人立問之意,所以獨

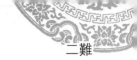

取夫寸口,而後世宗之,爲不易之法。著之篇首,乃開卷第一義也。"

二、"一日一夜一萬三千五百息"之數,亦見於《靈樞·五十營》。此數字乃根據"呼吸定息,脈行六寸"和十二經、兩蹻脈、任脈、督脈的脈度總數合一十六丈二尺,以及一日一夜五十營等推算而得(即 $162 \times 10 \times 50 \div 6 = 13\,500$)。此數字與正常人生理的息數不相符合。如以正常人一分鐘平均呼吸十六至十八次計算,則一日一夜約當爲二萬三千至二萬六千息之間,與本難所述相差甚大。或謂在古代常以呼吸息數代作計時之用,如診脈一息四至,悶以太息等,此數與生理息數相符。但在針刺計算留針行針的息數時,往往根據深呼吸。而正常人深呼吸平均約每分鐘九至十次。則與晝夜一萬三千五百息之數是近似的。此説可參。

三、關於十二經皆有動脈,其部位後世各家注釋略有出入,主要有下列幾種,見附表:

二難

提要:本難確定寸口脈中寸、關、尺三部的位置、長度、範圍及其陰陽屬性。

二難曰:脈有尺寸,何謂也?

然,尺寸者,脈之大要會也。從關至尺[1]是尺內,陰之所治[2]也。從關至魚際[3]是寸內[4],陽之所治[2]也。故分寸爲尺,分尺爲寸[5]。故陰得尺內一寸,陽得寸內九分[6],尺寸終始,一寸九分,故曰尺寸也。

十二經動脈部位表

十二經	呂廣	楊玄操	滑壽
足太陽	委中	委中	委中
足少陽	耳前	下關　懸鐘	下關　聽會
足陽明	趺上	衝陽　人迎　大迎	衝陽　人迎　大迎　氣衝
手太陽	目外眥	瞳子髎	天窗
手少陽	客主人	客主人　聽會	禾髎
手陽明	口邊　陽谿	地倉	合谷　陽谿
足厥陰	人迎	回骨	太衝　五里　陰廉
足少陰	内踝下	内踝上五寸間	太谿　陰谷
足太陰	髀上	箕門	箕門　衝門
手少陰	掖下	極泉　靈道　少海	極泉
手心主	勞宫	勞宫	勞宫
手太陰	大淵	大淵　澤尺　俠白　天府	中府　雲門　天府　俠白

〔1〕從關至尺　"關"、"尺"指診脈部位。關在掌後橈側高骨下方，動脈搏動處。滑壽云："關者，掌後高骨之分，寸後尺前兩境之間，陰陽之界限也。""尺"在前臂内側肘部横紋處。

〔2〕陰之所治，陽之所治　"治"解爲"主"。《素問·太陰陽明論》："脾者土也，治中央。"王冰注："治，主也。"本書十八難云："上部法天，主胸以上至頭之有疾也……下部法地，主齊以下至足之有疾也。""上部"即關以前之寸部，上爲天，屬陽，故爲陽之所治。"下部"即關以後之尺部，下爲地，屬陰，故爲陰之所治。

〔3〕魚際　指部位，在手大指本節後掌側肌肉隆起赤白肉連接處。該處有俞穴，亦名魚際。

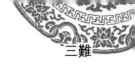

〔4〕寸内 《句解》、《本義》、《集覽》本、《脈經》卷一第四,"寸"下并有"口"字。

〔5〕分寸爲尺,分尺爲寸 前臂屈側面從腕關節橫紋至肘關節橫紋,以同身寸計算爲一尺一寸。從關以上至腕橫紋分去一寸,則餘下的一尺爲尺部,故曰"分寸爲尺"。從關以下分去一尺,則餘下的一寸爲寸部,故曰"分尺爲寸"。

〔6〕陰得尺内一寸,陽得寸内九分 《集覽》本"尺内"作"尺中"。"陰"指尺部脈,"陽"指寸部脈。兩句之意爲尺部脈只取關以下一尺中之一寸,寸部脈僅取關以上一寸中之九分。兩者相加共一寸九分,是爲寸口脈。

按語:將寸口脈分成寸關尺三部,是《難經》的首創,是對我國脈學發展的傑出貢獻,其影響至爲深遠,歷代醫家無不以此爲準繩,直至今日仍爲臨床所習用。

三難

提要:本難在寸、關、尺定位的基礎上,分析脈搏跳動的實際長度。凡超過本位者爲太過,反之爲不及。更甚者爲溢脈與覆脈,乃是陰陽相乘内外關格之候,提示預後不良。

三難曰:脈有太過,有不及,有陰陽相乘[1]有覆有溢[2],有關有格[3],何謂也?

然,關之前者,陽之動,脈當見[4]九分而浮。過者,法曰太過;減者,法曰不及。遂上魚[5]爲溢,爲外關内格,此陰乘之脈[6]也。關以後者,陰之動也,脈當見[4]一寸而沉。過者,法曰太過;減者,法曰不及。遂[7]入尺爲覆,爲内關外格,此陽乘之脈[8]也。故曰覆溢,是其真藏之脈,人不病而死也。

〔1〕陰陽相乘 陰陽指脈的部位。關前爲陽,關後爲陰。《淮南子·氾

論訓》"彊弱相乘"高誘注:"乘,加也"。

〔2〕有覆有溢　覆與溢指脈動超過本位的兩種脈象。覆,覆蓋。《詩·大雅·生民》:"鳥覆翼之。"在此形容尺脈超過一寸覆於尺部。溢,滿溢。《説文·水部》:"溢,器滿也。"在此形容寸脈超過九分,溢於魚際。滑壽云:"覆,如物之覆。由上而傾於下也。溢,如水之溢,由内而出乎外也。"

〔3〕有關有格　"關"爲關閉。《説文·門部》:"關,以木横持門户也。"引伸爲關閉。"格"爲格拒。《素問·四氣調神大論》:"是謂内格"王冰注:"格,拒也。"關格由於陰陽之氣阻隔不通使然。

〔4〕見　《句解》無。

〔5〕遂上魚　《脈訣指掌·手式寸尺内外圖説》引《難經》作"太過不及者病,遂上逆寸"。"遂"有延續之義。《漢書·外戚傳·衛后》:"大命不遂,禍殃乃重。"顏師古注:"遂,猶延也。"

〔6〕外關内格,此陰乘之脈　吕廣注:"遂上魚者,出一寸至魚際也。一名溢脈,一名外關之脈,一名内格之脈,一名陰乘之脈。"《本義》曰:"外關内格謂陽外閉而不下,陰從内出以格拒之,此陰乘陽位之脈也。"

〔7〕遂　《脈訣指掌·手式寸尺内外圖説》引作"太過不及者病,遂下"。

〔8〕内關外格,此陽乘之脈　吕廣注:"一名覆脈,一名内關,一名外格,一名陽乘之脈也。"《本義》:"内關外格謂陰内閉而不上,陽從外入以格拒之,此陽乘陰位之脈也。"

按語:一、本難討論溢脈與覆脈時指出關前陽動太過爲外關内格,關後陰動太過爲内關外格。此處"關格"之含義與第三十七難之"關格"意義不同,參閲該難按語。

二、"真藏之脈,人不病而死也"。真藏脈乃臨床垂危之脈象。《素問·平人氣象論》《素問·玉機真藏論》亦有"見真藏曰死"的論述。但《素問》的"真藏脈"是"不得胃氣也"。乃是由於胃氣不能致於手太陰,於是"真藏之氣獨見"。與本難所述内關外格、

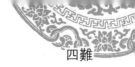

外關內格、陰陽相乘之真藏脈,涵義不同。

四難

提要: 本難從兩個方面討論脈有陰陽之法。其一是根據切脈時病人的呼吸及醫者指下用力的輕重來分別五臟之正常陰陽脈象。其二是舉出浮、沉、長、短、滑、澀六種脈象,各兩兩相對,以說明脈象的陰陽屬性。同時指出各種脈象常相互兼見,提示在切脈診斷時可能出現的情況。

四難曰:脈有陰陽之法,何謂也?

然,呼出心與肺,吸入腎與肝,呼吸之間,脾受穀氣也,其脈在中[1]。

浮者陽也,沉者陰也,故曰陰陽也。心肺俱浮,何以別之?

然,浮而大散者,心也;浮而短澀者,肺也。

腎肝[2]俱沉,何以別之?

然,牢[3]而長者,肝也;按之濡[4],舉指來實[5]者,腎也。脾者中州,故其脈在中[6]。是陰陽之法也。

脈有一陰一陽,一陰二陽,一陰三陽;有一陽一陰,一陽二陰,一陽三陰。如此之言,寸口有六脈俱動耶?

然,此言者,非有六脈俱動也,謂[7]浮、沉、長、短、滑、澀也。浮者陽也,滑者陽也,長者陽也;沉者陰也,短者陰也,澀者陰也。所謂一陰一陽者,謂脈來沉而滑也;一陰二陽者,謂脈來沉滑而長也;一陰三陽者,謂脈來浮滑而長,時一沉也。所言一陽一陰者,謂脈來浮而澀也;一陽二陰者,謂脈來長而沉澀也;一陽三陰者,謂脈來沉澀而短,時一浮也。各以其經所在名病逆順也[8]。

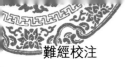

〔1〕脾受穀氣也,其脈在中 "氣"原作"味"。吕廣注云:"脾者中州,主養四藏,故曰呼吸以受穀氣。"是吕氏所據本"味"作"氣"。按,作"氣"爲是,今從改。

〔2〕腎肝 《句解》、《集覽》本并作"肝腎"。

〔3〕窂 《句解》、《本義》、《集覽》本并作"牢"。《廣韻·豪韻》:"窂,同牢","堅也,固也。"

〔4〕按之濡 《脈經》卷一第九、《千金》卷二十八第二"濡"并作"耎",《太平聖惠方》卷一辨陰陽脈法"濡"作"沉軟"。《集注·音釋》:"濡,乳兖切。"《集韻·獼韻》:"報、輭、軟、需、濡,柔也。或從耎,或從需,亦作需、濡,通作耎。"是"濡""耎""軟"音義并同。軟爲輭之俗字。"按"當爲重按至骨之意。五難云:"按之至骨,舉指來實者,腎部也。"與本難義同。

〔5〕實 《太平聖惠方》作"疾"。

〔6〕脾者中州,故其脈在中 《千金翼》卷二十五第二"脾者"九字作"遲緩而長者脾也"。按,文中心肺肝腎四臟均言具體脈象,獨脾脈未詳。《千金翼》文可參考。

〔7〕謂 《句解》此下有"脈來"二字。

〔8〕各以其經所在名病逆順也 《千金》卷二十八第八、《太平聖惠方》卷一辨陰陽脈法"名病"并作"言病之"。"其經所在"指各經脈在寸口脈的相應部位。參閱本書十八難。

按語:關於脈的陰陽屬性問題。有以部位分,有以脈象分。以部位言,本難的"浮者爲陽,沉者爲陰,是深淺劃分。三難的關前爲陽,關後爲陰是前後劃分。以脈象言,本難舉出浮沉、長短、滑澀六種脈象,浮、長、滑爲陽,沉、短、澀爲陰,啟示讀者以此爲例,推而至於大小、遲數、虛實……等陰陽脈象。最後指出脈象的出現,經常幾種參合互見,提示臨診時必須善於分析,細心體味,方能辨別疾病之逆順。

五難

提要：本難論述切按寸口脈的輕重指法，用菽之數量作爲指力的計量單位，以確定五臟脈位的深淺層次。

五難曰：脈有輕重[1]，何謂也？

然，初持脈[2]如三菽[3]之重，與皮毛相得者，肺部[4]也。如六菽之重，與血脈相得者，心部[4]也。如九菽之重，與肌肉相得者，脾部[4]也。如十二菽之重，與筋平者，肝部[4]也。按之至骨，舉指來實者[5]，腎部[6]也。故曰輕重也[7]。

〔1〕脈有輕重　言切脈時指下用力的輕重。

〔2〕持脈　《説文·手部》："持，握也。"	"握脈"引伸爲"按脈""把脈""切脈"。

〔3〕菽　原作"叔"。《濯纓》、《句解》、《本義》、《集覽》本均作"菽"，本難下文亦作"菽"。據改。按"叔"通"菽"。《字彙補·又部》："叔，豆也，與菽同。""豆"爲古代計量重量單位。《説苑·辨物》："十六黍爲一豆，六豆爲一銖。"

〔4〕部　《注解傷寒論·平脈法》引《難經》作"氣"。《千金翼》卷二十五第二引扁鵲曰作"脈"。

〔5〕按之至骨，舉指來實者　"實"原作"疾"。四難云："按之濡，舉指來實者，腎也。"亦作"實"。且"實"與"濡"相對，故作"實"爲是。據改。"指"《脈經》卷一第六、《千金》卷二十八第二并作"之"。

〔6〕部　原缺。律以上下文例，並據《句解》《本義》《集覽》本補。

〔7〕故曰輕重也　《傷寒論》平脈法成無己注引此句上有"各隨所主之方，以候臟氣"十字，此文疑闕。檢虞庶注："夫如是乃知五藏之氣，更相漑灌，六脈因兹亦有準繩，可以定吉凶，可以言疾病。"是虞注所據本，似亦有此十字。

9

六難

提要：本難以浮取、沉取所得脈象之小大，以區別陰陽虛實。

六難曰：脈有陰盛陽虛，陽盛陰虛[1]，何謂也？

然，浮之[2]損小[3]，沉之[2]實大，故曰陰盛陽虛。沉之損小，浮之實大，故曰陽盛陰虛。是陰陽虛實之意也。

〔1〕陰盛陽虛，陽盛陰虛　陰陽指脈動的部位深淺，即四難"浮者陽也，沉者陰也"。"盛""虛"指脈動的力量大小，實大爲盛，損小爲虛。

〔2〕浮之、沉之　指切脈方法，浮之即輕按，沉之即重按。

〔3〕損小　《説文·手部》："損，減也。"損小，較小於正常脈，即細弱脈，與實大之脈相對。

七難

提要：在一年中可分爲六個時節，分屬三陰三陽，各有其旺盛之時。人體之脈象變化，與三陰三陽旺盛之時相應，而有三陰三陽之王脈。

七難曰：經言少陽之至[1]，乍小乍大[2]，乍短乍長；陽明之至，浮大而短；太陽之至，洪大而長；太陰之至，緊大而長[3]；少陰之至，緊細而微[4]；厥陰之至，沉短而敦[5]。此六者，是平脈邪[6]？將病脈邪？

然，皆王脈[7]也。

其氣以何月各王幾日？

然，冬至之後，得甲子[8]少陽王，復得甲子陽明王，復得甲子太陽王，復得甲子太陰[9]王，復得甲子少陰[9]王，復得甲子厥陰王。王各六十日，六六三百六十日，以成一歲。此三陽三陰之王時日大要也。

〔一〕至 《脈經》卷五第二扁鵲陰陽脈法、《素問·平人氣象論》新校正引《扁鵲陰陽脈法》并作"脈"。脈來曰"至"。《禮記·樂記》:"物至知知。"鄭玄注:"至,來也。"

〔二〕乍小乍大 《句解》《本義》《集覽》本"小""大"兩字并互乙。《素問》作"乍數乍疎"。

〔三〕緊大而長 《脈經》卷五第二作"緊細以長"。

〔四〕而微 《脈經》無。

〔五〕敦 《脈經》作"緊"。《方言》卷一:"敦,大也。"錢繹《箋疏》:"敦者,下文云:敦,大也。陳、鄭之間曰敦。"

〔六〕邪 《句解》、《集覽》本并作"耶"。按"邪"同"耶",疑問詞。《廣韻·麻韻》:"邪,俗作耶。"《顏氏家訓·音辭篇》:"邪者,未定之辭。"

〔七〕王脈 王通旺,旺盛之意。《廣韻·漾韻》:"王,盛也。"一年分爲六個時段,分別爲三陰三陽之氣旺盛之時,稱爲 "王時"。王時所顯現之六種脈象,各爲三陰三陽之王脈。

〔八〕得甲子 《集覽》本"得"上有"初"字。"甲子"是古人、紀年、月、日的符號,在此處用於紀日。甲爲十天干之首,子爲十二地支之首,以天干配地支,從甲子日起,順次相配,到癸亥止,共六十日,復起甲子。一年中有六個甲子周,共三百六十日。

〔九〕太陰、少陰 《脈經》卷五引扁鵲陰陽脈法第二:"少陰之脈……七月八月甲子王。太陰之脈……九月十月甲子王。"是"太陰"在後,"少陰"在前。《新校正》引扁鵲陰陽脈法與《脈經》同。吕廣注云:"太陰王七月八月……少陰王九月十月。"是吕注所據本亦太陰在前,少陰在後。與本難上文亦同。

按語:本難以冬至後甲子日起將一歲三百六十日分爲六,各六十日,分主三陰三陽旺時,各呈現不同的脈象。提示了一年中脈象隨季節更遞而具有規律性的變化。這是中醫學中人與自然

相應的基本觀點在脈診方面的具體體現。它與十五難春脈弦、夏
脈鈎、秋脈毛、冬脈石的精神是一致的。中醫學認爲人體的生理
變化與自然環境密切相關，在不同的季節裏，由於各種自然因素
條件不同，人的脈象也有差異。這種脈象的變化，雖然極爲微細，
但時至今日已完全可以通過脈象儀等科學儀器顯示出來。由此
可見古人觀察之精細。

八難

提要：本難討論寸口脈平而死的原理，認爲主要由於生氣獨
絕於內。指出了生氣之原的部位及其重要性。

八難曰：寸口脈平[1]而死者，何謂也？

然，諸十二經脈者，皆係[2]於生氣之原[3]。所謂生氣
之原者，謂十二經之根本也[4]，謂腎間動氣[5]也。此五藏
六府之本，十二經脈[6]之根，呼吸之門，三焦之原，一名
守邪之神[7]。故氣者，人之根本也。根絕則莖葉枯[8]矣。
寸口脈平而死者，生氣獨絕於內也。

〔1〕平　正常無病曰平。《素問·平人氣象論》："平人者，不病也。"此
處"平"爲脈無病象。

〔2〕係　繫屬之意。《廣韻·霽韻》："係，連係。"《莊子·太宗師》："又沉
萬物之所係，而一化之所待乎！"成玄英疏："係，屬也。"

〔3〕生氣之原　生氣，即"原氣"、"元氣"。參閱十四難"元氣"注。"原"
即根本之義。《廣雅·釋詁三下》："原，本也。"

〔4〕謂十二經之根本也　《脈經》卷四第一"謂"上有"非"字。孫鼎宜
曰："謂十八字疑衍文。《脈經》卷四第一謂上有非字，亦不可通。"

〔5〕腎間動氣　何謂"腎間動氣"，概有兩説。其一指爲衝脈所主之氣。
如呂廣注："夫氣衝之脈者，起於兩腎之間，主氣，故言腎間動氣。"丹波元胤

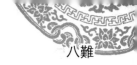

云:"可見動氣者,衝脈所主之氣,真元之陽,三焦氣化之原,而生命係焉。"其二,指腎與命門之氣。如丁德用曰:"腎間動氣者,謂左爲腎,右爲命門。"考《素問·陰陽離合論》王冰注:"太衝者,腎與衝脈合而盛大,故曰太衝。"可見衝脈之氣與腎氣不能截然分割。故以上兩説可以互相補充。

〔6〕脈 《集覽》本無。

〔7〕守邪之神 "守",防守,防衛。《周易·坎卦》:"王公設險以守其國。""神",《説文·示部》:"神,天神引出萬物者也。"《莊子·在宥》:"神動而天隨。"可引伸爲能量動力的主宰。蓋原氣盛則抗邪之力强,邪勿能犯,故名守邪之神。

〔8〕根絕則莖葉枯 《脈經》卷四第一"莖"下無"葉"字。《聖濟總錄》卷十三勞風引"絕"作"弱"。

按語:諸家注釋對於爲什麼寸口脈平而死,以及如何測知生氣獨絕於内的問題,理解不一,主要有以下幾種:

一、指寸口脈爲寸部脈,並認爲測候生氣之根本,主要根據尺部的脈象。如呂廣曰:"人以尺脈爲根本,寸脈爲莖葉,寸脈雖平,尺脈絕,上部有脈,下部無脈者死也。"楊玄操注:"寸口脈平者,應四時也。所云死者,尺中無脈也。"此説與十四難"譬如人之有尺,樹之有根,枝葉雖枯槁,根本將自生。脈有根本,人有元氣,故知不死。"正相符合。

二、以"腎氣"、"腎間動氣"爲根本。如丁德用曰:"此腎氣先絕於内,其人不病,病即死矣。"虞庶曰:"奈人之生氣之原已絕於兩腎之間,則十二經無所相依據。雖寸脈平和,人當死矣。"丁虞兩氏從原文立説,但沒有説明如何測知生氣獨絕於内的問題。徐大椿對此提出異義,云:"脈之流動,氣實主之。未有生氣已絕而寸口脈尚平者。況生氣之絕不絕,亦必診脈而後見,若生氣絕而脈猶平,則生氣自生氣,脈自脈,不相連屬,有是理乎?"徐氏的評論有一定道理。虞天明則明確在臍下氣海、丹田的部位，以測候生氣。他提出："更候臍下腎間之動氣，其或動氣未絕，猶有可生之理，動氣如絕，雖三部平和，其死無疑矣……腎間動氣者，臍下氣海、丹田之地也。"（《醫學正傳》）按本書十六難有切按臍周圍動氣之診法。《素問·舉痛論》曰："衝脈起於關元，隨腹直上，寒氣客則脈不通，脈不通則氣因之，故喘動應手矣。"《靈樞·百病始生》曰："虛邪之中人也，其著於伏衝之脈者，揣之應手而動。"可見古代有切按臍下腹部動脈之診法。腎間動氣被稱爲"五藏六府之本，十二經脈之根，生氣之原"。在臍下腎間動氣處測候生氣，似也有可能。此説可供參考。

三、測足少陰之太谿脈。如熊宗立云："凡病必診太谿脈之有無，以決其生死也。"考之六十六難："腎間動氣名曰原……五臟六腑之有病，皆取其原。"所謂"取其原"乃泛指十二經之原穴而言，並没有突出足少陰腎經之原穴太谿。本難原文中亦没有提到太谿穴。故熊氏以太谿穴測候生氣，恐不符合本難原意。

四、有從病情進行分析。如周澄之曰："此章蓋有二義：一爲猝病，臟氣暴絕於内，未及變見於寸口也。一爲久病臟氣隱已向絕，而寸口未敗，診者未能處言何時當死，而竟不免於死也。"周氏並引《素問·三部九候論》文："中部之候雖調，與衆藏相失者死也。中部者，寸口也。"（《難經彙注箋正》引）張山雷對此進行駁斥："所説二義，俱是遁辭，未必遂能爲本章解嘲。蓋猝病之臟氣暴絕而未及變見於氣口者，是爲猝然之閉證，譬猶墮溺，不可爲期，豈得謂之根絕而莖枯？若果臟氣隱隱欲絕，則寸口安有不敗之理？乃曰臟氣隱已向絕。故曲其辭，而囁嚅出之，陋矣。"故周氏之説，亦不可從。

關於三焦問題，參閱本書六十六難按語。

九難

提要:本難以遲脈數脈區分脈象的陰陽屬性,並以此辨別臟腑寒熱之病。

九難曰:何以別知[1]藏府之病耶?

然,數者府也,遲者藏也。數則爲熱,遲則爲寒[2]。諸陽爲熱,諸陰爲寒,故以別知藏府之病也。

〔1〕何以別知　《脈經》卷一第八作"脈何以知"。《類説》卷三十七引《難經》"別"下無"知"字。

〔2〕數則爲熱,遲則爲寒　《脈經》作"數即有熱,遲即生寒"。

按語:本難所述乃臟病腑病寒熱之大概情況。如《傷寒論》中所述凡三陽受病,大多在腑,一般以表證、熱證、實證、陽證爲多。三陰受病,大多在臟,一般以裏證、寒證、虛證、陰證爲多。這是言其常,未言其變。臨床所見臟病亦有陽、熱之證,腑病亦有陰、寒之疾,不能截然以臟腑分寒熱。臨診當詳察病情,知當達變,不可執滯。

十難

提要:本難舉心與小腸爲例,論述五臟五腑之邪互相干犯所出現十種不同的脈象變化。凡在本臟脈位見他臟之脈象爲邪干本臟或邪干與本臟相爲表裏之腑。脈象甚者爲臟邪干臟,脈象微者爲腑邪干腑。

十難曰:一脈爲十變者,何謂也?

然,五邪剛柔相逢[1]之意也。假令心脈急[2]甚者,肝邪干[3]心也;心脈微急者,膽邪干小腸也。心脈大甚者,心邪自干心也;心脈微大者、小腸邪自干小腸也。心脈緩

甚者,脾邪干心也;心脈微緩者,胃邪干小腸也。心脈濇
甚者,肺邪干心也;心脈微濇者,大腸邪干小腸也。心脈
沉甚者,腎邪干心也;心脈微沉者,膀胱邪干小腸也。五
藏各有剛柔邪,故令一脈輒變爲十也。

〔一〕五邪剛柔相逢 "五邪"指臟腑失調之病氣。滑壽云:"謂五臟五
腑之氣失其正而爲邪者也。""剛柔"指臟腑。腑屬陽爲剛、臟屬陰爲柔。"相
逢"即下文"相干"之意。虞庶曰:"於本位見他脈。故曰相逢,干也。"

〔二〕急 弦緊的脈象,是肝膽的本脈。

〔三〕干 侵犯。《說文·干部》:"干,犯也。"

按語:一、本難在五臟脈象定位及定形的基礎上,進一步提
出由於臟腑之間病變的相互影響而出現的十種變化。並列舉心
脈爲例以說明之,餘者可依次類推。其中提示了五臟邪相干者,
其脈象甚,五腑邪相干者,其脈象微。實際上,臟腑病相互影響及
傳變的關係,甚爲複雜,其脈象的變化亦非常繁多。必須脈證互
參,客觀分析,不可拘泥。

二、關於五臟脈位問題。五難以切脈時用力輕重作脈位深
淺分部。十八難以寸關尺三部分部。查本難有"心脈沉甚",如
果按五難的浮沉分部法就難以理解了。因此,此處當以寸關尺分
部爲是。

三、關於五臟脈象問題,本經有多處談及,內容大同小異。
茲將本經中有關五臟脈象,列表如下:

	心脈	肺脈	肝脈	脾脈	腎脈
四難	浮大而散	浮短而濇	牢而長	在中	按之濡舉指來實
十難	大	濇	急	緩	沉

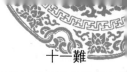

續表

	心脈	肺脈	肝脈	脾脈	腎脈
十三難	浮大而散	浮澀而短	弦而急	中緩而大	沉濡而滑
十五難	來疾去遲故曰鈎	輕虛以浮故曰毛	濡弱而長故曰弦		沉濡而滑故曰石
十七難		浮短而澀	強急而長		
四十九難	大	澀	弦	緩	濡

十一難

提要:本難指出脈動出現歇止的原因,是由於臟氣竭盡之故。根據四難呼出心與肺,吸入腎與肝,和陰吸陽呼的理論,説明最先竭盡的當爲腎氣。

十一難曰:經言脈不滿五十動而一止,一藏無氣者,何藏也?

然,人吸者隨陰入,呼者因陽出[1]。今吸不能至腎,至肝而還,故知一藏無氣者,腎氣先盡也。

〔1〕吸者隨陰入,呼者因陽出 與四難"呼出心與肺,吸入腎與肝"同義。肝腎在下,爲陰,故隨陰入,心肺在上,爲陽,故因陽出。

按語:一、臨床中歇止脈的出現,其病機有多種情況,應結合臨床見證,加以具體分析,不能僅憑幾動一代,即斷爲何臟無氣或腎氣先盡。

二、四難云:"呼出心與肺,吸入腎與肝。"本難以"吸者隨陰入""今吸不至腎,至肝而還",從而判知"一臟無氣者,腎氣先盡也",説明病者於脈不滿五十動而一止的同時,兼有吸氣短淺的症候,這是一個值得注意的問題。八難曰"腎間動氣"爲"呼吸之門”，是呼吸雖爲肺所主，而氣之本則在於腎。脈因氣動，今吸氣不及腎，不滿五十動而止，故知腎氣先盡。張介賓云：“凡病將危者，必氣促如喘，僅呼吸於胸中數寸之間，蓋其真陰絶於下，孤陽浮於上，此氣短之極也。醫於此際而尚欲平之散之，未有不隨撲而滅者，良可哀也。夫人之生死由乎氣，氣之聚散由乎陰，殘喘得以尚延者，賴一線之氣未絶耳，此臟氣之不可不察也。”（見《類經》卷五第四注）張氏之言，頗有參考價值。

十二難

提要：本難討論誤治問題。指出對五臟脈象所反映的虛證與實證，錯誤地應用絶陽補陰，絶陰補陽的治法，由此而導致病人死亡者，是醫者犯了實實虛虛，瀉不足益有餘的原則性錯誤。

十二難曰：經言五藏脈已絶於内[1]，用鍼者反實[2]其外；五藏脈已絶於外，用鍼者反實其内。内外之絶，何以別之？

然，五藏脈已絶於内者，腎肝氣已絶於内也，而醫反補其心肺。五藏脈已絶於外者，其心肺氣[3]已絶於外也，而醫反補其腎肝。陽絶補陰，陰絶補陽[4]，是謂實實虛虛[5]，損不足益有餘，如此死者，醫殺之耳。

〔1〕五藏脈已絶於内　“絶”，乏也。《吕氏春秋·季春》：“振乏絶”高誘注：“行而無資曰乏，居而無食曰絶。”在此引伸爲微弱之甚。由於五臟之氣虛損已極，反映爲脈象極爲微弱，指端難以感覺到，稱之爲“脈絶不至”。“内”指脈的深層，爲肝氣與腎氣所行之部；下文的“絶於外”之外，指脈的淺層，是心氣與肺氣所行之部。（見五難）“絶於内”爲重按不得，“絶於外”爲輕按不得。

〔2〕實　動詞，充實之意。《禮記·表記》：“遂其辭，則實以君子之德。”

疏:"實,猶充也。"在此引伸爲補。《靈樞·熱病》:"實其陰以補其不足者。"

〔3〕心肺氣　"氣"原作"脈",蒙上"五藏脈"而誤。今改。與上文"腎肝氣"相合。

〔4〕陽絕補陰,陰絕補陽　陽爲外,指心與肺;陰爲内,指腎與肝。

〔5〕實實虛虛　"實實",前一"實"字爲動詞,指用補法;後一"實"字爲名詞,指實證。"虛虛",與"實實"相對,前一"虛"字爲動詞,指瀉法;後一"虛"字爲名詞,指虛證。

按語:關於五臟之氣絕於内、絕於外的誤治問題,《靈樞·九針十二原》亦有論述,可參閲。

關於"實實虛虛,損不足,益有餘。"句參閲本書八十一難。

十三難

提要:本難討論了脈診與色診、尺膚診以及聞診、問診等診法應當相應參照的問題。指出如有不相應的情況出現,根據五行所屬,相生者生,相勝者死。最後舉肝病之色脈不相應者爲例,以具體説明見何種脈爲相生,何種脈爲相勝。

十三難曰:經言見其色而不得其脈,反得相勝之脈[1]者,即死;得相生之脈[1]者,病即自已[2]。色之與脈,當參相應,爲之奈何?

然,五藏有五色[3],皆見於面,亦當與寸口、尺内[4]相應。假令色青,其脈當弦而急;色赤,其脈浮大而散;色黃,其脈中緩而大;色白,其脈浮濇而短;色黑,其脈沉濡[5]而滑。此所謂色之與脈[6],當參相應也。

脈數,尺之皮膚亦數[7];脈急,尺之皮膚亦急;脈緩,尺之皮膚亦緩;脈濇,尺之皮膚亦濇;脈滑,尺之皮膚亦滑。

五藏各有聲色臭[8]味,當與寸口、尺内相應。其不

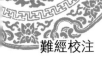

相[9]應者,病也。假令色青,其脈浮濇而短,若[10]大而緩,爲相勝;浮大而散,若[10]小而滑,爲相生也。

經言知一[11]爲下工,知二[11]爲中工,知三[11]爲上工,上工者十全[12]九,中工者十全八,下工者十全六,此之謂也。

〔1〕相勝之脈、相生之脈 言根據五臟及色、脈的五行所屬,分析其相克相生關係。如肝色青,得心脈爲木生火,得腎脈爲水生木,兩者均爲相生之脈。得肺脈爲金克木,得脾脈爲木克土,均是相勝之脈。餘類推。

〔2〕自已 自愈也。《廣雅·釋詁一下》:"已,瘉也。"

〔3〕有五色 《史記·扁鵲倉公列傳》正義引《八十一難》"有"下無"五"字。

〔4〕尺內 指前臂內側從腕横紋至肘横紋的皮膚。亦稱"尺膚"。

〔5〕濇 《佚存》本作"濇"。

〔6〕色之與脈 "色"上原有"五"字,蒙上"五藏有五色"而衍。律以上文問句"色之與脈當參相應"可證。今删。

〔7〕脈數尺之皮膚亦數 徐大椿曰:"《靈樞》謂,調其脈之緩急大小滑濇,而病變定矣……今去大小而易數字。數者,一息六七至之謂,若皮膚則如何能數?此必傳寫之誤,不然,則文義且難通矣。"丁德用曰:"數即心也,所以臂內皮膚熱也。"丁氏將"數"字釋爲熱,於醫理言尚通,姑從之。

〔8〕臭 《廣韻·宥韻》:"臭,凡氣之總名。"在此言鼻竅感知之氣味。《禮記·月令》:"其臭羶"。孔穎達疏:"正義曰:通於鼻者謂之臭。"《書經·盤庚》孔疏:"古者香氣穢氣皆名爲臭。"

〔9〕相 《本義》、《集覽》本并無。

〔10〕若 或也。《周禮·地官·稍人》:"若有會同師田行役之事。"賈公彥疏:"或有或無云若,爲不定之辭也。"

〔11〕知一、知二、知三 指色、脈、尺膚三種診法。能掌握其中一種爲

20

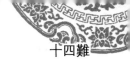

知一,二種爲知二,三種爲知三。

〔12〕全 《説文通訓定聲·乾部》:"全字亦作痊。""全"爲"痊"之古字,愈也。《周禮·天官·醫師》:"十全爲上。"鄭玄注:"全,猶愈也。"

按語:本難指出診察疾病應對病人的面色、脈象、尺部皮膚,以及聲、臭、味等各方面的表現,進行綜合參照,辨證分析,以判斷預後,這是診斷疾病的一項重要原則。但文中所舉具體内容及例子,只能領會其精神,不可機械地搬用。

十四難

提要:本難主要討論二個問題:一、脈的遲數至數所主病證及其預後。以一息四至曰平,增者爲至脈,減者爲損脈。損脈的病有輕重程度不同,反映在皮毛、血脈、肌肉、筋骨等機體各個層次出現虛減、痿弱的症候。可根據五臟所屬,進行調治。二、提出"脈有根本,人有元氣",突出尺部脈的重要性。

十四難曰:脈有損至[1],何謂也?

然,至之脈,一呼再至曰平,三至曰離經[2],四至曰奪精[3],五至曰困[4],六至曰命絶,此至之脈[5]。何謂損?一呼一至曰離經,二呼一至曰奪精,三呼一至曰困[4],四呼一至曰命絶,此謂[6]損之脈也。至脈從下上[7],損脈從上下[7]也。

損脈之爲病奈何?

然,一損損於皮毛,皮聚[8]而毛落;二損損於血脈,血脈虛少[9],不能榮於五藏六府[10]也;三損損於肌肉,肌肉消瘦,飲食不爲肌膚[11];四損損於筋,筋緩不能自收持[12];五損損於骨,骨痿不能起於床。反此者,至脈之病也[13]。從上下者,骨痿不能起於床者死;從下上者,皮聚而毛落

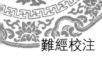

者死。

治損之法奈何？

然，損其肺者，益其氣；損其心者，調其榮衛；損其脾者，調其飲食，適其寒溫；損其肝者，緩其中[14]；損其腎者，益其精[15]。此治損[16]之法也。

〔1〕損至　"損"有減少之意。《廣雅·釋詁二下》："損，減也。"在此指脈搏次數較正常人減少。"至"，衆多。《孟子·滕文公下》"而禽獸至"趙岐注："至，衆也。"在此指脈搏次數較正常人增多。

〔2〕離經　離開常道、常法，"經"，常也。《左傳·襄公二十一年傳》"禮之經也"疏："經，訓常也，法也。"滑壽曰："離經者，離其經常之度也。"

〔3〕奪精　《素問·通評虛實論》："精氣奪則虛。"王冰注："奪謂精氣減少如奪去也。"

〔4〕困　原作"死"。《太平聖惠方》卷一辨損至脈法作"困"。按，作"困"爲是，本難後文"一呼五至，一吸五至，其人當困""雖困可治"可證。據改。"困"，猶危也。王充《論衡·解除》："病人困篤"，言病情危篤。

〔5〕此至之脈　"至"原作"死"。《句解》、《本義》本、《脈經》卷四第五、《千金翼》卷二十五第七等并作"至"。按，作"至"爲是。與下文"損之脈"相對應。今據改。《本義》、《千金翼》"脈"下并有"也"字，與下文"損之脈也"相對應。

〔6〕謂　《句解》、《本義》本、《脈經》并無。

〔7〕下上、上下　"下上"言病自下向上傳變。即症狀出現程序由骨→筋→肌肉→血脈→皮毛。"上下"言病自上向下傳變。即症狀出現程序由皮毛→血脈→肌肉→筋→骨。

〔8〕皮聚　"聚"，收縮之義。《玉篇·禾部》："聚，斂也。"徐大椿《難經經釋》："皮聚者，枯而縮也。"皮聚則皮膚表面呈膼褶狀。如老年人多見之。由於皮膚缺少彈性，鬆弛枯憔所致。

〔9〕虛少 《玉函經》崔嘉彥注引《難經》無"少"字。

〔10〕五藏六府 《千金翼》卷二十五第七"五藏"下無"六府"二字。

〔11〕飲食不爲肌膚 《本義》《集覽》本"不"下并有"能"字。《聖濟總錄》卷八九虛勞羸瘦·卷一八五補益總論引《黃帝難經》、《普濟方》卷一二二引《難經》并同本難。

〔12〕不能自收持 "收持",用手取物執物也。《廣雅·釋詁》:"收,取也。"《素問·皮部論》"名曰樞持"王冰注:"持,謂執持。"在此引伸爲肢體的動作。"不能自收持"當是筋弛縱,運動功能減退或喪失。

〔13〕至脈之病也 原作"至於收病也"。文義難通,與上文損脈相對應者,當爲至脈。今據《句解》改。

〔14〕緩其中 "緩",是治法,使其緩和也。呂廣曰:"肝主怒,其氣急,故以針藥以緩其中。"如《素問·藏氣法時論》:"肝苦急,急食甘以緩之。"

〔15〕益其精 《脈經》卷四第五、《千金翼》卷二十五第七"精"下并有"氣"字。

〔16〕治損 《句解》本作"損至"。

脈有一呼再至,一吸再至;有一呼三至,一吸三至;有一呼四至,一吸四至;有一呼五至,一吸五至;有一呼六至,一吸六至;有一呼一至,一吸一至;有再呼一至,再吸一至;有呼吸再,至[1]。脈來如此,何以別知其病也?

然,脈來一呼再至,一吸再至,不大不小曰平。一呼三至,一吸三至,爲適得病,前大後小[2],即頭痛、目眩;前小後大[2],即胸滿短氣。一呼四至,一吸四至,病欲甚,脈洪大者,苦煩滿;沉細者,腹中痛[3];滑者傷熱;濇者中霧露。一呼五至,一吸五至,其人當困,沉細夜加,浮大晝加,不大不小,雖困可治,其有大小者,爲難治。一呼六至,一吸六至,爲死脈也[4],沉細夜死,浮大晝死。一呼一至,一

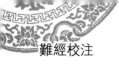

吸一至,名曰損,人雖能行,猶當着床[5]。所以然者,血氣
皆不足故也。再呼一至[6],呼吸再,至[7],名曰無魂[8],無
魂者當死也,人雖能行[9],名曰行尸[10]。

〔1〕有呼吸再,至　滑壽曰:"其曰呼吸再至,即一呼一至,一吸一至之
謂。疑衍文也。"《難經集解》云:"張千里曰:呼吸再至四字,伯仁以爲與上
文"再呼一至,再吸一至"重出。不知此四字當讀再字句,至字自爲句。蓋謂
再呼再吸,脈方一至,並非重衍。"(見光緒十三年《桐鄉縣志》卷二十四臧壽
恭《張夢廬先生別傳》)。按上下文義,此説有理,今加標點句讀。再呼再吸
一至,即二息一至。

〔2〕前大後小,前小後大　前後指寸口脈的關前關後。關前爲寸,關後
爲尺。

〔3〕腹中痛　"腹"原誤作"胸"。《濯纓》本、《句解》、《本義》、《集覽》
本并作"腹"。虞庶注:"病在三陰,陰主於內,故腹中病也。"是虞注所據本
亦作"腹"。據改。

〔4〕爲死脈也　《脈經》卷四第五引"爲"下有"十"字。

〔5〕猶當着床　《脈經》校注:"猶當一作獨未。""着床",臥床不起。

〔6〕再呼一至　《本義》、《集覽》本、《脈經》"至"下并有"再吸一至"
四字。"再呼一至"即一呼一吸脈一至。

〔7〕呼吸再,至　《集覽》本《脈經》并無。滑壽云:"此四字見前衍文"。
參閱注〔1〕。

〔8〕無魂　指嚴重的失神狀態。《靈樞·本神》:"魂傷則狂忘不精。"

〔9〕行　動也。《易·乾·傳》"天行健"孔穎達疏:"行者,運動之稱。"

〔10〕行尸　病人已至瀕死階段,雖尚稍能活動,而意識盡失,根本已
絕,猶似行尸。

上部有脈,下部無脈,其人當吐,不吐者死。上部無
脈,下部有脈,雖困無能爲害[1]也。所以然者,譬如人之

有尺〔2〕,樹之有根,枝葉雖枯槁,根本將自生,脈〔3〕有根本,人有元氣〔4〕,故知不死。

〔1〕無能爲害 《脈經》卷四第一作"無所苦"。

〔2〕譬如人之有尺 《集覽》本"譬如"與"人之有尺"互倒,義較勝。《普濟方》第三册引唐·杜光庭《廣成先生玉函經》"尺"下有"脈"字。

〔3〕脈 《脈經》卷四第一作"木"。

〔4〕元氣 亦稱"原氣"。《春秋繁露·天地之行》云:"一國之君,其猶一體之心也……布恩施惠,若元氣之流於皮毛腠理也。百姓皆得其所,若流血氣和平,形體無苦也。"又同書《王道》云:"王者,人之始也。王正,則元氣和順。"元氣由精血所化,藉三焦之氣爲之别使,而通達全身。元氣系於命門,爲人體生氣之原。參閲第八難、三十六難、三十八難及六十六難。

按語:原文有治損之法而無治至之法。分析文義,第一段損脈與至脈,雖有遲數之分,而曰離經,曰奪精,曰困,曰命絶等,兩者都相同,所異者在於至脈從下而上,損脈從上而下,即病證的發展,損脈自皮毛起,至骨而死;至脈自骨起,至皮毛而死。皮毛、血脈、肌肉、筋、骨,各爲五臟所主,故治五臟損之法,亦即治五臟至之法。徐大椿曰:"言治損而不言治至者,蓋損至之脈,雖有從上下,從下上之殊,而五者之病狀則一,故言治損,而治至之法亦備矣。"文中五種治損之法,對臨床治療有一定指導價值。

十五難

提要:本難討論脈象受四時變化的影響而與之相應的問題。提出四時的正常脈象爲春弦、夏鈎、秋毛、冬石。在此基礎上進一步運用各種比喻,以描述四時太過與不及的病脈和死脈的脈象形態,並據以診斷疾病的預後吉凶,强調四時脈均以胃氣爲本,突出了胃氣的重要性。

十五難曰:經言春脈弦,夏脈鈎,秋脈毛,冬脈石,是王脈耶?將病脈也。

然,弦、鈎、毛、石者,四時之脈也。

春脈弦者,肝[1]東方木也,萬物始生[2],未有枝葉。故其脈之來,濡弱而長,故曰弦。

夏脈鈎者,心[1]南方火也,萬物之所盛[3],垂枝布葉,皆下曲如鈎。故其脈之來疾去遲[4],故曰鈎。

秋脈毛者,肺[1]西方金也,萬物之所終[2],草木華葉,皆秋而落,其枝獨在,若毫毛也。故其脈之來,輕虛以浮,故曰毛。

冬脈石者,腎[1]北方水也,萬物之所藏也,盛[5]冬之時,水凝如石,故其脈之來,沉濡而滑,故曰石。

此四時之脈也。

〔1〕肝心肺腎 《素問·玉機真藏論》新校正引"越人云"無此四字。

〔2〕萬物始生、萬物之所終 春季草木萌生,故曰"萬物始生"。秋季成實,故曰"萬物之所終"。《素問·天元紀大論》曰:"金木者,生成之終始也。"王冰注:"木主發生應春,春爲生化之始。金主收斂應秋,秋爲成實之終。"

〔3〕盛 《本義》、《集覽》本并作"茂"。

〔4〕來疾去遲 "來去"指脈的來去。言脈的每次搏動過程中,脈波由起始至高峰爲"來",由高峰至終了爲"去"。

〔5〕盛 《集覽》本作"極"。

如有變奈何?

然,春脈弦,反者爲病。

何謂反?

然,其氣來實强,是謂太過,病在外;氣來虛微,是謂不及,病在内。氣來厭厭聶聶[1],如循[2]榆葉曰平;益實而滑,如循長竿[3]曰病;急而勁益强,如新張弓弦曰死。春脈微弦曰平,弦多胃氣[4]少曰病,但弦無胃氣曰死,春以胃氣爲本。

夏脈鈎,反者爲病,何謂反?

然,其氣來實强,是謂太過,病在外;氣來虛微,是謂不及,病在内。其脉來累累如環[5],如循琅玕[6]曰平;來而益數,如鷄舉足[7]者曰病;前曲後居,如操帶鈎[8]曰死。夏脈微鈎曰平,鈎多胃氣少曰病,但鈎無胃氣曰死,夏以胃氣爲本。

秋脈毛[9],反者爲病,何謂反?

然,其[10]氣來實强,是謂太過,病在外;氣來虛微,是謂不及,病在内。其脈來藹藹如車蓋[11],按之益大曰平;不上不下,如循鷄羽[12]曰病;按之消索,如風吹毛[13]曰死。秋脈微毛爲平,毛多胃氣少曰病,但毛無胃氣曰死,秋以胃氣爲本。

冬脈石,反者爲病,何謂反?

然,其氣來實强,是謂太過,病在外;氣來虛微,是謂不及,病在内。脈來上大下兑[14],濡滑如雀之喙[15]曰平;啄啄連屬,其中微曲[16]曰病;來如解索,去如彈石[17]曰死。冬脈微石曰平,石多胃氣少曰病,但石無胃氣曰死,冬以胃氣爲本。

胃者,水穀之海也,主禀,四時故[18]皆以胃氣爲本。是謂四時之變,病、死、生之要會[19]也。

脾者中州也,其平和[20]不可得見,衰乃見耳。來如雀之啄[21],如水之下漏[22],是脾之衰見也。

〔1〕厭厭聶聶(zhè攝) "厭厭"軟弱貌,"聶聶"柔和貌。形容輕柔和

27

緩之脈象。吕廣注："其脈之來,如春風吹榆葉,軟弱而調。"

〔2〕循　撫摩之意。《漢書·李陵傳》:"即目視陵而數數自循其刀環。"顏師古注:"循,謂摩順也。"

〔3〕益實而滑,如循長竿　《素問·平人氣象論》"益"作"盈",下文"來而益數"之"益"同。"如循長竿"形容弦滑而直之脈象。

〔4〕胃氣　反映爲脾胃功能的元氣,稱爲胃氣,全身及五臟皆禀氣於胃。參閱按語。

〔5〕累累如環　累累,連續不斷。"累"本作"纍",《漢書·五行志下之下》集注:"纍纍,不絕之貌。""累累如環"形容脈來連續不斷,如玉環滾動。

〔6〕琅玕　美石如玉。《書·禹貢》:"厥貢惟球、琳、琅玕。"孔傳:"石而似玉。"疏引《爾雅·釋地》:"石而似珠"。

〔7〕來而益數,如鷄舉足　鷄舉足的動作較踐地時爲速疾,以喻較促而欠緩和的脈象。

〔8〕前曲後居,如操帶鈎　《諸病源候論·心病候》"居"作"倨"。按"居"爲"倨"之借字,强勁而微曲如鋸。《爾雅·釋畜》:"駮,如馬,倨牙,食虎豹。"邢疏:"其牙倨曲而食虎豹也。"又郝疏引《易·説卦·乾》孔疏云:"倨牙如鋸。""前""後"指脈的來去。見前段注〔4〕。"操",執也。兩句形容脈來時曲屈,去時强勁而微曲,如執帶鈎狀。

〔9〕秋脈毛　"脈"下原有"微"字。涉下"秋脈微毛曰平"而誤衍。律以上下文例,並據《句解》、《本義》、《集覽》本等删。

〔10〕其　原脱,據《句解》、《本義》、《集覽》本及上下文例補。

〔11〕藹藹(ǎi 矮)如車蓋　《廣雅·釋訓》:"藹藹,盛也。""車蓋"古代帝王貴族車上的傘蓬,亦稱"華蓋"。《漢書·王莽傳》:"莽乃造華蓋九重,高八丈一尺,金瑵羽葆。"在此形容浮大而輕盈之脈象。

〔12〕不上不下,如循鷄羽　形容脈象輕按不顯,重按不明,如鷄羽之中央稍堅,兩旁虛弱。《素問·平人氣象論》王冰注:"謂中央堅而兩傍虛。"

〔13〕按之消索，如風吹毛 《本義》、《集覽》本"消"并作"蕭"。按"消""蕭"聲同而通。"消索"，雙聲連語，或作"蕭索"、"蕭散"、"消散"。《素問·示從容論》："形氣消索也。"王冰注："消索，形氣散索盡也。"在此形容脈象有飄忽浮散之象，與上文"按之益大"者相反。

〔14〕上大下兑 "上""下"指脈的淺部深部。"兑"同"銳"，《集注·音釋》："兑，音銳，尖也。"《荀子·議兵》："兑則若莫邪之利鋒。""上大下兑"即輕按脈形寬大，重按細小之脈象。

〔15〕濡滑如雀之喙(huì 會) "喙"原作"啄"。《句解》作"喙"。吕廣注曰："雀喙，謂本大末兑也。"是吕廣所據本作"喙"。又《集注·音釋》："喙，許穢切。"《素問·平人氣象論》林校引亦作"喙"。作"喙"爲是，據改。《説文·口部》："喙，口也。"此處指鳥類之嘴。《戰國策·燕策》："蚌方曝而鷸啄其肉，蚌合而拑其喙。"

〔16〕啄啄連屬，其中微曲 "啄啄連屬"如鳥雀啄食，形容脈象短促搏指。"微曲"謂微有鈎象之脈。

〔17〕來如解索，去如彈石 解，解開。《禮記·月令》："東風解凍。"索，繩索。《書·五子之歌》："懍乎若朽索之取六馬。""來如解索"形容脈來散亂之象。"去如彈石"形容脈去時急促而堅硬搏指之脈象。

〔18〕主禀，四時故 《本義》無"故"字，"四時"連下讀。張壽頤曰："主禀二字作一句讀。舊注各家皆連下四時爲句，則不成句，抑亦不可解。"今於"禀"下斷句。"四時故"連下讀，釋爲"故四時"。古有此句例。《素問·四氣調神大論》："萬物命故不施"王冰注"故萬物之命，無禀而生。""禀"爲"稟"之俗字。《左傳·昭公二十六年》："先王所稟於天地"杜注："稟，受也。"

〔19〕要會 《周禮·小宰》："八日聽出入以要會"司農注："要會，計最之簿書，月計曰要，歲計曰會。"在此引伸爲"要點""關鍵"。

〔20〕和 《太平聖惠方》卷一《診四時脈及太過不及法》作"善"。

〔21〕如雀之啄 形容脈來堅銳而斷續不匀。後世稱"雀啄脈"。

〔22〕如水之下漏　如房屋漏水。《素問·平人氣象論》王冰注："屋漏謂時動復住。"形容脈來時斷時續，乍疏乍數。後世稱"屋漏脈。"

按語：四季脈均以胃氣爲本。從本難對四季五臟的平脈、病脈和死脈所描述的脈象，進行比較分析，可以悟出胃氣脈當爲從容和柔、均匀流利、有神有根之象。如《素問·玉機真藏論》云："脈弱以滑，是有胃氣。"《靈樞·終始》云："穀氣來也徐而和。"不論何種脈象，凡兼有胃氣脈象者，均爲佳兆。脈少胃氣則病，脈無胃氣則死。

十六難

提要：本難討論五臟病變的診斷問題。除脈診外，還必須通過望診、問診及切按腹部等，結合體表體內所見各種證候，才能作出比較確切的診斷。在脈與證兩者之中，突出了證的重要性。

十六難曰：脈有三部九候〔1〕，有陰陽，有輕重，有六十首〔2〕，一脈變爲四時〔3〕離聖久遠，各自〔4〕是其法，何以別之？

然，是〔5〕其病有內外證。

其病爲之奈何？

然，假令得肝脈〔6〕，其外證：善潔〔7〕，面青，善怒；其內證：齊左有動氣〔8〕，按之牢若痛〔9〕；其病：四肢滿〔10〕，閉癃〔11〕，溲便〔12〕難，轉筋。有是者肝也，無是者非也。

假令得心脈〔6〕，其外證：面赤、口乾，喜笑；其內證：齊上有動氣，按之牢若痛；其病：煩心、心痛，掌中熱而啘〔13〕。有是者心也，無是者非也。

假令得脾脈〔6〕，其外證：面黄，善噫〔14〕，善思〔15〕，善味[16];其内證:當齊[17]有動氣,按之牢若痛;其病:腹脹滿,食不消,體重,節痛,怠墮,嗜卧,四肢不收。有是者脾也,無是者非也。

假令得肺脈[6],其外證:面白,善嚏,悲愁不樂,欲哭;其内證:齊右有動氣,按之牢若痛;其病:喘欬,洒淅[18]寒熱。有是者肺也,無是者非也。

假令得腎脈[6],其外證:面黑,善恐,善欠[19];其内證:齊下有動氣,按之牢若痛;其病:逆氣,少[20]腹急痛,泄如[21]下重,足脛寒而逆。有是者腎也,無是者非也。

〔1〕三部九候 "三部"指寸、關、尺。"九候",寸關尺每部都有浮、中、沉三候,共爲九候(參閱第十八難)。另《素問·三部九候論》所論三部九候,是以人體頭部、手部、足部作爲上中下三部,每一部的診脈部位又分爲天、地、人三候,共九候。與本難不同。

〔2〕六十首 《集覽》本"首"作"日"。"六十首"爲古代診法,今已失傳。吕廣注:"言三部是一法,九候是一法,陰陽是一法,六十首是一法。"《素問·方盛衰論》王冰注:"奇恒勢六十首,今世不傳。"

〔3〕一脈變爲四時 按文義此上疑脱"有"字。《難經集解》:"按一脈上脱有字。細核一脈句,既與有六十首上下文義不屬,亦非脈有三部九候各句之總結,顯係有誤。應據貞竹玄節之説補有字。有一脈變爲四時即指春弦、夏鈎、秋毛、冬石也。"此説有理。

〔4〕自 《句解》本無。

〔5〕是 《句解》本作"視"。"是"作"衹"解,即"只是"之意。王引之《經傳釋詞》卷八:"是,猶衹也。《論語·爲政》:今孝者,是謂能養,言衹謂能養也。是與衹同義。"

〔6〕肝脈、心脈、脾脈、肺脈、腎脈 參見第十難按語附五臟脈象表。

〔7〕善潔 《佚存》本、《本義》、《集覽》本"潔"并作"潔"。《玉篇·氵

部》：“潔，俗絜字。”《廣韻·屑韻》：“潔，經典用絜。”是“潔”“潔”“絜”并同。絜通挈。《禮記·大學》“是以君子有絜矩之道”鄭注：“絜，挈也。”李今庸：“這裏當是瘲字省广旁而作挈，又借作絜。”（《讀古醫書隨筆·難經析疑一則》）按此説有理。《爾雅·釋詁下》“挈”釋文：“契，通作挈”。“瘲”亦作“瘈”、“瘛”。“善”，猶多也。《詩·載馳》“女子善懷”鄭箋：“善，猶多也。”“善潔”即“善瘲”，謂多見瘲瘈抽搐之證。

〔8〕齊左有動氣　《集覽》本“齊”作“臍”。按“齊”通“臍”。“動氣”指在臍部周圍自覺或他覺的搏動感或攻動感。

〔9〕牢若痛　“牢”堅硬。《廣雅·釋詁下》：“牢，堅也。”“若”義同“而”。

〔10〕四肢滿　“滿”腫也。《素問·本病論篇》：“民病肢節腫滿。”

〔11〕癃　《本義》、《集覽》本并作“淋”。

〔12〕溲便　《史記·扁鵲倉公傳》：“令人不得前後溲”。《索隱》曰：“前溲謂小便，後溲謂大便也。”按，上文“閉癃”指小便，此溲便當指大便。

〔13〕啘（yè 叶）　乾嘔，呃逆。滑壽注：“啘，乾嘔也。”《靈樞識·雜病》丹波元簡注：“噦，呃逆也。亦作啘。”

〔14〕噫　噯氣。《説文·口部》：“噫，飽出息也。”

〔15〕善思　《句解》本無。

〔16〕善味　好食重味。加藤宗博：“脾氣不足而食無味，故好思有味物也。”（《盧經裒腋》）

〔17〕當齊　《集覽》本“齊”下有“上”字。

〔18〕洒淅　寒慄貌。《素問·刺瘧論》：“洒淅寒甚。”

〔19〕善恐善欠　原作“喜恐欠”。《本義》、《集覽》本并作“善恐欠”。吕廣注：“其人善欠者……故其善欠。……故善恐。”是吕注所據本作“善恐善欠”。按：“恐”與“欠”均爲獨立症候，更律以上文“脾脈……善噫、善思、善味”文例，作“善恐，善欠”爲是，今據改。“欠”，人倦時張口吸氣，俗稱“打呵欠”。《儀禮·士相見禮》：“君子欠伸”鄭玄注：“志倦則欠，體倦則伸。”

〔20〕少　《本義》《集覽》本并作"小"。按"小""少"古通。《靈樞·脈論》："痛引小腹"，《太素·脈論》作"痛引少腹"。

〔21〕如　通"而"。《左傳·莊公七年》"星隕如雨"杜預注："如，而也"。

按語：對本難內容，滑伯仁認爲答語與問句不相符合，疑有闕文。他並引謝氏曰：此篇問三部九候以下共六件，而本經并不答所問，似有缺文。"細考本難所述，主要目的在於闡明如何通過脈診與內外證合參以診斷疾病的問題，特別強調診察證候的重要性。至於三部九候等各種不同診脈法的具體內容和何者屬是，都不屬於本難討論的範圍。因此，當非闕文。

十七難

提要：本難列舉五種病證，説明脈與證相應與否，對預後判斷的重要意義。一般情況下，病證與脈象應當相符。如果出現相反的脈象，提示預後不良。突出了在某種情況下，脈診的重要性。

十七難曰：經言病或有死，或有不治自愈，或連年月[1]不已。其死生存亡，可切脈而知之耶？

然，可盡[2]知也。診病[3]若閉目不欲見人者，脈當得肝脈強[4]急而長，而反得肺脈浮短而濇者，死也。

病若開目而渴，心下牢者，脈當得緊實而數，反得[5]沉濡[6]而微者，死也。

病若吐血，復鼽衄血[7]者，脈當沉細，而反浮大而牢者，死也。

病若譫言妄語，身當有熱，脈當洪大，而反[8]手足厥逆，脈沉細而微者，死也。

病若大腹而泄者，脈當微細而濇，反緊大而滑者，死也。

〔1〕年月 《句解》作"歲"。《集覽》本"月"下有"而"字。

〔2〕盡 《脈經》卷五第五作"具"。

〔3〕診病 《脈經》作"設病者"。

〔4〕强 《脈經》作"弦"。

〔5〕反得 《集覽》本此上有"而"字。

〔6〕沉濡 《本義》"濡"作"濇"。《脈經》卷五第五"濡"作"滑"。《太平聖惠方》卷一扁鵲診諸反逆脈法無"沉"字。

〔7〕血 《脈經》、《聖惠方》并無。

〔8〕反 原脱。律以上下文例,據《本義》《集覽》本《脈經》《聖惠方》等補。

按語:一、本難與十六難均討論切脈與審證相互參照的診斷法。十六難突出證,本難强調脈。兩者可互相補充,並領會其精神。在臨診中遇脈證不相符的情況時,根據具體情況,或舍脈從證,或舍證從脈,以作出診斷和判斷預後。

二、對問句中"或有不治自愈,或連年月不已"未見答語,疑有脱漏。滑壽云:"此篇所問者三,答云可盡知也。而止答病之死證,餘無所見,當有闕漏。"又丁錦曰:"不治自愈即十三難之相生脈。或連年月即五十五難積聚病之相應。故曰可盡知也。"可參考。

十八難

提要:本難討論三個問題:一、寸口脈中寸、關、尺三部脈位與全身上、中、下部位相配的診脈法。二、脈有三部,每部四經,根據十二經脈所屬五行相生關係的分配原則。三、積聚痼疾的脈象診斷。

十八難曰:脈有三部,部有四經,手有太陰、陽明,足有太陽、少陰,爲上下部〔1〕,何謂也?

然，手太陰、陽明金也，足少陰、太陽水也，金生水，水流下行而不能上，故在下部也。足厥陰、少陽木也，生手太陽、少陰火，火炎上行而不能下，故爲上部。手心主、少陽火，生足太陰、陽明土，土主中宮[2]，故在中部也。此皆五行子母更相生養者也。

脈有三部九候，各何所主之？

然，三部者，寸關尺也。九候者，浮中沉也。上部法天，主胸以上至頭之有疾也；中部法人，主膈以下至齊之有疾[3]也；下部法地，主齊以下[4]至足之有疾也。審而刺之[5]者也。

〔1〕上下部　即寸口脈的寸部與尺部。寸爲上部，尺爲下部。

〔2〕土主中宮　《句解》無。

〔3〕主膈以下至齊之有疾　《句解》、《集覽》本、《醫心方》卷三"膈"下並無"以"字，"之"下並有"上"字。

〔4〕齊以下　《集覽》本無"以"字。

〔5〕審而刺之　"刺"，刺探、審候之意。《爾雅·釋言》："探，試也。"郭璞注："刺探嘗試。"郝懿行疏："刺探，猶伺探也。"《漢書·丙吉傳》："至公車刺取。"顏師古注："刺，謂探候之也。""審而刺之"即對病情證候之診察。

按語：一、對"脈有三部九候"至"審而刺之者也"一段原文《本義》引謝氏曰："此一節當是十六難中答辭，錯簡在此，而剩出脈有三部九候各何主之十字。"此説可參。

二、三部九候的診法亦見於《素問·三部九候論》，上部天在頭，中部人在上肢，下部地在下肢。乃屬於全身診脈法。本難以寸、關、尺、浮、中、沉稱爲三部九候，並以寸關尺三部分主人體上中下三部，這些理論都是獨取寸口診脈法的具體內容，是本經所首創，爲後世脈學的發展奠定了基礎。

三、本難寸口脈分部主要是指經脈與軀幹部位。根據經脈與臟腑的聯繫，手少陰經屬心，手太陽經屬小腸，在寸部；足太陰經屬脾，足陽明經屬胃，在關部；足少陰經屬腎，足太陽經屬膀胱，在尺部。此六個臟腑的部位，已隱然可定。然足厥陰肝、手厥陰心主、手太陰肺以及大腸、膽、三焦等均未確定其具體部位。《脈經》卷一《兩手六脈所主五藏六腑陰陽逆順第七》引《脈法讚》云："肝心出左，脾肺出右，腎與命門俱在尺部。"並提出心部在左手關前寸口，即手少陰經；肝部在左手關上，即足厥陰經；肺部在右手關前寸口，即手太陰經；脾部在右手關上，即足太陰經；腎部在左手關後尺中，即足少陰經，左屬腎，右爲子戶，名曰三焦。此與本難所述，基本一致。後世醫家對左右手寸關尺的六部分配，主要根據《脈經》，但具體內容，略有出入。

人病有沉滯[1]久積聚，可切脈而知之耶？

然，診[2]在右脇有積氣，得肺脈[3]結，脈結甚則積甚，結微則氣微。

診不得肺脈，而右脇有積氣者，何也？

然，肺脈雖不見，右手脈當沉伏。

其外痼疾[4]同法耶？將異也？

然，結者，脈來去時一止，無常數，名曰結也。伏者，脈行筋下也。浮者，脈在肉上行也。左右表裏，法皆如此。假令脈結伏者，內無積聚；脈浮結者，外無痼疾；有積聚，脈不結伏；有痼疾，脈不浮結。爲脈不應病，病不應脈，是爲死病也。

〔1〕沉滯　指沉伏體內積滯之病。《國語·周·下》："氣不沉滯而亦不散越"韋昭注："沉，伏也。滯，積也。"

〔2〕診　《集覽》本此下有"病"字。

〔3〕肺脈 有四種解釋:一、寸口脈之寸部。見本難上文,手太陰爲上部,上部即寸部。二、右手寸口脈之寸部。如丁錦曰:"如右脇有積聚,應當右寸肺部得結脈。"(《古本難經闡注》)。這是根據肺其治在右提出來的。三、指兩手寸口脈。見一難,"寸口者,脈之大要會,手太陰之動脈也。"四、指浮而短濇之脈象 《集注》楊康候注:"診雖不得肺脈浮短而濇……"這是根據四難"浮而短濇者,肺也。十三難、十七難等內容基本相同。可參閱十難附表。以上四説,均有所據,應加分析。據臨床實際,動而中止結脈之出現必三部一致,不可能單獨見於寸部或右寸部。故一、二兩説不可從。再查本經全書,凡言寸口脈者,均無稱"肺脈"者,本難稱"肺脈",當非指寸口脈。又下文"診不得肺脈"、"肺脈雖不見"等,均不能以寸口脈加以解釋。故第三説亦不可從。今從第四説。"肺脈結"即寸口脈見浮濇而短的肺脈時,出現不規則之歇止脈。

〔4〕痼疾 《説文·疒部》:"痼,久病也。"徐大椿曰:"痼疾,凡肌肉筋骨間久留不去之病皆是。(《難經經釋》)

按語:徐大椿曰:"人病以下至末,與前文不類,疑是五十二難、五十五難、五十六難等難內錯簡。"此説可參。

十九難

提要:本難以尺部脈之強弱區別男女正常生理之不同脈象。並據此提出不同性別在診得相反之脈時所反映的病變性質和部位。

十九難曰:經言脈有逆順[1],男女有常[2]。而反者,何謂也?

然,男子生於寅[3],寅爲木,陽也;女子生於申[3],申爲金,陰也。故男脈在關上,女脈在關下。是以男子尺脈恒弱[4],女子尺脈恒盛[5],是其常也[6]。反者,男得女脈,

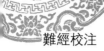

女得男脈也。

其爲病何如？

然，男得女脈爲不足，病在内。左得之，病則在左；右得之，病則在右，隨脈言之也。女得男脈爲太過，病在四肢。左得之，病則在左；右得之，病則在右，隨脈言之，此之謂也[7]。

〔1〕逆順　指脈象是否符合下文所示男女左右尺寸盛衰的規律。符合者爲“順”，不符合者爲“逆”。

〔2〕常　《本義》、《集覽》本、《闡注》本并作“恒”。《集注·音釋》：“恒，音常，久也。”是“恒”猶“常”也。《周禮·地官、賈師》：“使有恒賈”鄭注：“恒，常也”。

〔3〕男子生於寅　女子生於申　《説文·包部》：“元氣起於子，人所生也。男左行三十，女右行二十，俱立於巳，爲夫婦，裹妊於巳，巳爲子，十月而生。男起巳至寅，女起巳至申。故男子始寅，女子始申。”

〔4〕恒弱　《句解》“恒”作“當”。《玉函經》上卷注引“恒”作“常”。

〔5〕恒盛　《句解》、《玉函經》注引“恒”并作“常”。

〔6〕是其常也　《句解》無。《玉函經》注引“常”作“恒”。

〔7〕此之謂也　《句解》無“此之謂”三字，“也”字連上句。

按語：關於“男子生於寅”、“女子生於申”和“寅爲木”、“申爲金”等説，主要用以説明男女兩性之陰陽五行屬性不同而反映出脈象之差異，如男子寸盛尺弱，女子尺盛寸弱。但臨床所見，似不盡然。

二十難

提要：本難從診脈部位和脈象的陰陽屬性，討論陰陽相互伏匿的脈象。

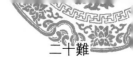

二十難曰：經言脈有伏匿[1]，伏匿於何藏而言伏匿耶？

然，謂陰陽更相乘[2]，更相伏也。脈居陰部[3]，而反陽脈見者，爲陽乘陰也。雖陽脈[4]，時沉濇而短，此謂陽中伏陰也。脈居陽部，而反陰脈見者，爲陰乘陽也。雖陰脈[5]，時浮滑而長，此謂陰中伏陽也。

重陽[6]者狂，重陰[6]者癲，脱陽[7]者見鬼，脱陰[7]者目盲。

〔1〕伏匿 "伏"，伺伏。《説文·人部》："伏，司也。"段注："司，今之伺字。""匿"，藏匿。《廣雅·釋詁》："匿，藏也。"言陽脈中有時見陰脈，爲陽中伏陰。陰脈中有時見陽脈，爲陰中伏陽，是爲伏匿。

〔2〕陰陽更相乘 "乘"加也。參閱第三難注〔1〕注〔2〕。

〔3〕陰部 脈的部位，下文的"陽部"亦同。寸爲陽部，尺爲陰部。又丁德用曰："其部非獨寸爲陽，尺爲陰也。若以前後言之，即寸爲陽部，尺爲陰部。若以上下言之，曰肌肉上爲陽部，肌肉下爲陰部。"亦通。

〔4〕雖陽脈 原作"脈雖"，文理難通。《千金翼》卷二十五第二作"雖陽脈"文義通順。《集注》楊曰："尺中已浮滑而長，又時沉濇而短，故曰陽中伏陰。"前句與"雖陽脈"文義一致。今據改。

〔5〕雖陰脈 原作"脈雖"，文理難通。《千金翼》作"雖陰脈"，據改，理同上。

〔6〕重陽 重陰 重(chóng 虫)，重複之意。《集韻·鍾韻》："重，複也。"《易·乾卦》："九三重剛而不中。"疏："正義曰：上下俱陽，故重剛也。"尺寸陰陽部位俱見陽脈，爲重陽；俱見陰脈，爲重陰。黃竹齋注："尺寸皆陽，謂之重陽……尺寸皆陰，謂之重陰。"

〔7〕脱陽 脱陰 《後漢書·隗囂傳》注："脱，失也。"寸部脈脱失爲脱陽，尺部脈脱失爲脱陰。

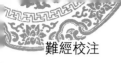

按語:末段"重陽者狂"十八字,滑壽云:"此五十九難之文,錯簡在此。"但承前文觀之,似指脈之陰陽而言。"見鬼"與"目盲"各爲獨立之症候,並非專屬於癲狂之病。

二十一難

提要:本難從形與脈的病或不病,說明其與診斷預後的關係。提出診脈時應同時注意病人的呼吸是否與脈搏相應。

二十一難曰:經言人形病,脈不病,曰生;脈病,形[1]不病,曰死。何謂也?

然,人形病,脈不病,非有不病者也,謂息數不應脈數也。此大法。

〔1〕形 《脈經》卷五第五作"人"。虞庶注曰:"脈病人不病者,必其人外多眷慕,内結思想,脈病形安,形樂志苦,以致傷,脈息反常……故曰脈病人不病也。"是虞注所據本亦作"人"。疑"形"爲"人"之誤。

按語:"非有不病……此大法"十七字之答詞,文意不類,疑有誤脱。《本義》引謝氏曰:"按本經之答文,詞意不屬,似有脱誤。"張壽頤曰:"以下十七字義不可通,此必傳寫有誤,顯然易知。"

二十二難

提要:本難討論經脈病"是動"與"所生病"的基本概念,指出其主要區別爲氣與血,先與後之分。

二十二難曰:經言脈有是動,有所生病。一脈輒[1]變爲二病者,何也?

然,經言是動者,氣也;所生病者,血也。邪在氣,氣爲是動;邪在血,血爲所生病。氣主呴[2]之,血主濡[3]之。氣留而不行者,爲氣先病也;血壅[4]而不濡者,爲血後病也。故先爲是動,後所生病[5]也。

〔1〕輒 《句解》、《本義》本并無。

〔2〕呴 有溫暖之意。《集韻·遇韻》:"呴,氣以溫之也。"

〔3〕濡 有滋潤之意。《廣雅·釋詁二下》:"濡,潤,漬也"。

〔4〕壅 《集覽》本作"滯"。

〔5〕所生病 《句解》、《本義》、《集覽》本并無"病"字。

按語:"是動"與"所生病"亦見於《靈樞·經脈》。歷代注釋認爲本難"經言"即指《靈樞經》。但兩者所述,在概念上有不盡相合之處:一、本難認爲經脈"是動"是病在氣,"所生病"是病在血。氣先病,血後病。故先爲是動,後爲所生病。《靈樞·經脈》作"是動則病"、"是主×所生病者"。其中除五臟經脈各主本臟所生病外,手少陽三焦經主氣所生病,足陽明胃經主血所生病,顯與本難不同。查"主"字有主治的含義。"是主"即是針灸該經脈腧穴所能主治或作用所及的意思。考馬王堆漢墓出土古醫書《陰陽十一脈灸經》中十一條脈的"是動則病"原文中"主"字下均有"治"字。而本難則無"主""主治"等詞。由此可見本難首言"經言"很難確定其爲《靈樞經》言。

二十三難

提要:本難討論經脈的主要功能,十二經脈、任脈、督脈和蹻脈的起止長度,十二經脈的循環流注順序,十二經脈與十五絡脈的關係,以及寸口人迎部位反映經脈朝使,可據以診察疾病,判斷預後等問題。

二十三難曰:手足三陰三陽脈之度數[1],可曉以不[2]?

然,手三陽之脈,從手至頭,長五尺,五六合三丈。手三陰之脈,從手至胸中,長三尺五寸,三六一丈八尺,五六三尺,合二丈一尺。足三陽之脈,從足至頭,長八尺,六八四丈八尺。足三陰之脈,從足至胸,長六尺五寸,六六三丈六尺,五六三尺,合三丈九尺。人兩足蹻脈,從足至目,長七尺五寸,二七一丈四尺,二五一尺,合一丈五尺。督脈、任脈各長四尺五寸,二四八尺,二五一尺,合九尺。凡脈長一十六丈二尺。此所謂經脈長短之數也[3]。

〔1〕度數 "度"量也。"度數"即度量長短之數。

〔2〕不(fǒu否) 同"否" 疑問助詞。《正字通·一部》:"不與可否之否通。"《左傳·哀公二十七年》"余及死乎"杜預注:"問已可得以壽死不?"

〔3〕此所謂經脈長短之數也 "謂"下原有"十二"二字。但上文所述經脈共計十六條,已超過十二經之數,顯然與正文不合。今據《集覽》本刪。《甲乙》、《太素》"此所"十二字并作"此氣之大經隧也"。

經脈十二,絡脈十五[1],何始何窮[2]也。

然,經脈者,行血氣,通陰陽,以榮於身者也。其始從中焦,注手太陰、陽明;陽明注足陽明、太陰;太陰注手少陰、太陽;太陽注足太陽、少陰;少陰注手心主、少陽;少陽注足少陽、厥陰;厥陰復還注手太陰。別絡十五,皆因其原,如環無端,轉相溉灌[3],朝於寸口、人迎[4],以處[5]百病,而決死生也。

經曰:明知終始,陰陽定矣,何謂也?

然,終始者,脈之紀[6]也。寸口、人迎[4],陰陽之氣,通於朝使[7],如環無端,故曰始也。終者,三陰三陽之脈絕,絕則死,死[8]各有形,故曰終也。

〔1〕絡脈十五 《句解》本"脈"作"有"。十二經各有一絡,加陽蹻之絡,陰蹻之絡及脾之大絡,共爲十五絡。

〔2〕窮 終極。《說文·穴部》:"窮,極也。"

〔3〕溉灌 《本義》、《集覽》本并作"灌溉"。

〔4〕寸口人迎 《句解》本作"寸部氣口",下同。"人迎"是足陽明胃經經穴,在俠喉兩旁動脈處,也是古代診脈部位。

〔5〕處 決斷。《漢書·谷永傳》:"臣愚不能處也。"注:"處,斷決也。"

〔6〕紀 道理,法度。《吕氏春秋·孟春》:"無變天之道,無亂人之紀。"道與紀互文。

〔7〕朝使 《句解》本"朝"下無"使"字。孫鼎宜曰:"使當作汐,疊韻之訛,謂如潮汐然也。"此説供參考。"朝",聚會的意思。《禮記·五制》"耆老皆朝於庠"注:"朝,猶會也。"《素問·經脈別論》:"肺朝百脈。""使",支使,使出之意。《禮記·曲禮上》"使從俗"孔疏:"使謂臣爲君出聘之法。""朝使"言經脈氣血的來聚與分出。

〔8〕死 《句解》本無。

按語:一、本難所述"手三陰之脈從手至胸中"是討論經脈長度的起止點,均從手足起量,並非指經脈運行的方向。

二、關於奇經八脈長度。本難未及衝、帶和兩維脈。廣岡蘇仙云:"八脈之中,兩維者,維絡於身而不能環流於諸經;帶脈者,周布於身而不能與於諸經;衝脈者,任督之旁支,與足少陰同行,故皆不入於度數也。任督兩蹻者,其經直行,並於諸經,故入於度數。"(《難經鐵鑑》)按:此説有理。十六丈二尺的長度,只是"經脈長短之數",或"氣之大經隧"(見注〔6〕),則凡屬絡脈者均不計度數。考二十八難云:"陽維陰維者,維絡於身,溢畜不能環流灌溉諸經者也。故陽維起於諸陽之會也,陰維起於諸陰之交也。"明確指出陽維脈維絡諸陽經,陰維脈維絡諸陰經,均屬絡脈的性質,故不計於經脈的度數之内。"衝脈起於氣衝,並足陽明之經,夾臍上行,至胸中而散也。"是衝脈之長度已計入足陽明經中,故不再計數。至於帶脈,"起於季脇,迴身一周",也只是維絡軀幹

43

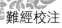

諸縱行之經脈,起着絡脈的作用,因而也不入度數。

三、蹻脈左右各一,陰蹻陽蹻共有四條。但本難與《靈樞》、《甲乙》、《太素》等均只計二條,似與實際不合。對此,多數醫家認爲此處蹻脈乃指陰蹻脈。如虞庶根據兩足蹻脈從足至目長七尺五寸推算,陰蹻起於跟中,至目內眥,相當於七尺五寸之數,因此認爲當指兩足陰蹻脈。滑壽亦云:"人兩足蹻脈指陰蹻。"《靈樞·脈度》與《太素》卷十陰陽蹻脈所述蹻脈循行路線,亦只言陰蹻。但爲什麼只計陰蹻,不計陽蹻? 並沒有說明任何理由。故亦有認爲蹻脈爲陽蹻脈者。如熊宗立云:"今十二經與督、任、陽蹻之脈,長短丈尺之數,共合得一十六丈二尺。"熊氏也沒有說明爲什麼計陽蹻而不計陰蹻的理由。鑒於本難原文"人兩足蹻脈,從足至目",既未明確其爲陰蹻或陽蹻,以上兩說又均無確實依據,實難肯定孰是孰非。考《靈樞·脈度》:"蹻脈有陰陽,何脈當其數? 岐伯答曰:男子數其陽,女子數其陰。當數者爲經,不當數者爲絡也。"楊上善注云:"男子以陽蹻爲經,以陰蹻爲絡。女子以陰蹻爲經,陽蹻爲絡也。"脈長十六丈二尺既爲經脈長短之數,不包括絡脈在內,因此在計數時,男子只計陽蹻,女子只計陰蹻,兩者長度相等,故蹻脈只計二條。

二十四難

提要:本難分述五臟手足陰經氣絕時出現的症候及其預後,並總述三陰氣絕與六陽氣絕時的垂危證候。

二十四難曰:手足三陰三陽氣已絕,何以爲候,可知其吉凶不?

然,足少陰氣絕,即骨枯。少陰者,腎[1]脈也,伏行而溫於[2]骨髓。故骨髓不溫,即肉不著骨,骨肉不相親,即肉濡而却[3],肉濡而却,故齒長而枯[4],髮無潤澤,無潤澤[5]者,骨先死。戊日篤,己日死。

足太陰氣絕,則脈不榮其口唇。口唇者,肌肉之本也。脈不榮,則肌肉不滑澤[6],肌肉不滑澤[6],則肉滿[7],肉滿則唇反[8],唇反則肉先死。甲日篤,乙日死。

足厥陰氣絕,即筋縮[9]引卵與舌卷[10]。厥陰者,肝脈也。肝者,筋之合也。筋者,聚於陰器而絡於舌本。故脈不榮,則筋縮急,筋縮急[11]即引卵與舌,故舌卷[12]卵縮,此筋先死。庚日篤,辛日死[13]。

手太陰氣絕,即皮毛焦。太陰者,肺也,行氣溫於皮毛者也。氣弗榮,則皮毛焦,皮毛焦則津液去,津液去即皮節傷[14],皮節傷則皮[15]枯毛折,毛折者則毛[16]先死。丙日篤,丁日死。

手少陰氣絕,則脈不通[17],脈不通則血不流;血不流則色澤去[18],故面黑如梨[19],此血先死。壬日篤,癸日死。

三陰氣俱絕[20]者,則目眩[21]轉,目瞑[22];目瞑者爲失志,失志者則志先死,死即目瞑也[23]。

六陽氣俱絕者,則陰與陽相離。陰陽相離則腠理泄[24],絕汗[25]乃出,大[26]如貫珠,轉出不流,即氣先死。旦占夕死,夕占旦死[27]。

〔1〕腎　原爲"冬"字。《太平聖惠方·骨極方論》作"腎"。虞庶注:"今足少陰腎脈已絕,是故一經相失……"是虞注所據本亦作"腎"。又據下文"厥陰者肝脈也"、"太陰者肺也"例之,作"腎"爲是。據改。

〔2〕溫於　《靈樞·經脈》、《脈經》卷三第五、《甲乙》卷二第一上并作"濡於"。下句"骨髓不溫""溫"亦作"濡"。《外臺》卷十六骨極論引扁鵲曰作"濡滑"。

〔3〕却　爲“卻”的俗字,退也。《廣韻·藥韻》:“卻,退也。却,俗。”在此引申爲萎縮之意。

〔4〕齒長而枯　《靈樞》、《脈經》卷三第五、《甲乙》卷二第一、《外臺》卷十六骨極論引“枯”并作“垢”。齒長因齒齦萎縮,而使牙齒顯得較長。

〔5〕無潤澤　三字原缺。律以上下文例,據《句解》、《本義》、《集覽》本等補。《脈經》、《外臺》引并無“潤”字。

〔6〕不滑澤　《靈樞》作“軟”。《脈經》卷三第三、《甲乙》卷二第七、《外臺》卷十六肉極論引并作“濡”。

〔7〕則肉滿　《靈樞》“則”下有“舌萎”二字。《靈樞》、《脈經》、《甲乙》、《外臺》引“肉”并作“人中”。下句“肉滿”同此。按,從下句“脣反”觀之,“肉”當指人中部位之皮肉。“滿”即腫滿。

〔8〕脣反　“反”義同“翻”。《詩·周南·關雎》:“輾轉反側”。因人中腫滿,故口脣內翻。

〔9〕縮　《靈樞》作“絶”。《甲乙》卷二第一作“弛”。

〔10〕引卵與舌卷　《甲乙》無。《脈經》卷三第一、《千金》卷十一第四、《外臺》卷十六筋極論引“舌”下并無“卷”字。“卵”指陰囊、睪丸。

〔11〕筋縮急　三字原缺。律以上下文例,據《句解》、《本義》、《集覽》本、《脈經》、《甲乙》等補。《靈樞》、《外臺》引并無“縮”。

〔12〕故舌卷　《靈樞》、《甲乙》、《外臺》引“故”下并有“脣青”二字。

〔13〕辛日死　“死”下原有“筋縮急”三字。蒙上誤衍。據《濯纓》本《句解》、《本義》等删。

〔14〕即皮節傷　《句解》、《脈經》卷三第四,“即”并作“則”。《甲乙》卷二第一“傷”作“著”,下句同。皮節,言皮膚、關節。

〔15〕皮　《靈樞》、《脈經》卷三第四、《甲乙》、《外臺》卷十六氣極論引并作“爪”。

〔16〕毛　《脈經》、《千金》、《外臺》引并作“氣”。

〔17〕脈不通 《脈經》卷三第二、《外臺》卷十六脈極論引"通"下並有"少陰者，心脈也。心者，脈之合也"十二字。

〔18〕色澤去 《靈樞·經脈》作"髦色不澤"。《脈經》《外臺》引並作"髮色不澤"。

〔19〕面黑如梨 《本義》"面"下有"色"字。《靈樞》《脈經》《外臺》引"梨"並作"漆柴"。《本義》《集覽》本、《甲乙》卷二第一"梨"並作"黧"。丁德用曰："梨字當作此黧字。"是丁注所據本原作"梨"。"梨""黧"聲同而通。《説文通訓定聲·履部》："梨字亦作黧。《字林》：黧，黃黑也。"

〔20〕三陰氣俱絶 《靈樞》《甲乙》《千金》卷十九第四、《外臺》卷十六精極論引"三"並作"五"。《甲乙》無"氣"字。《千金》"絶"下有"不可治"三字。《外臺》引"絶"下有"不可療"三字。

〔21〕眩 《靈樞》《甲乙》《千金》《外臺》引並作"系"。

〔22〕目瞑 《靈樞》《甲乙》作"轉則目運"。《千金》《外臺》引並作"轉則目精奪"。"瞑"閉目也。《説文·目部》："瞑，翕目也。"《爾雅·釋詁》："翕，合也。"

〔23〕爲失志……目瞑也 《句解》"瞑"作"眩"。《靈樞》《甲乙》"爲失志"十五字作"爲志先死，志先死則遠一日半死矣"十四字。《千金》《外臺》引並作"爲志先死，遠至一日半日"。"失志"，喪失意識。《素問·評熱病論》："狂言者是失志"。

〔24〕腠理泄 《靈樞》《甲乙》"理"下並有"發"字。

〔25〕絶汗 病危或瀕死前汗出如珠，着身而不流，或汗出如油不止，稱爲絶汗。《素問·診要經終論》"絶汗乃出"王冰注："絶汗，謂汗暴出如珠而不流，旋復乾也。"《靈樞·經脈》："六陽氣絶，則陰與陽相離，離則腠理發泄，絶汗乃出。"

〔26〕大 《句解》作"汗"。

〔27〕夕占旦死 《句解》"死"字下有"此之謂也"四字。"占"預卜、測

度。《説文·卜都》:"占,視兆問也。從卜口。"

按語:一、本難首提手足三陰三陽氣已絶,何以爲候?但在答語中,手足三陰獨缺手厥陰氣絶的内容。《靈樞·邪客》云:"諸邪之在於心者,皆在於心之包絡。包絡者,心主之脈也。"二十五難亦云:"手少陰與心主別脈也。"可見手厥陰心包與手少陰心兩者在疾病方面有一致性。故本難言手少陰氣絶之候,實已包括手厥陰氣絶在内。

二、本難所舉某經氣絶之候,僅局限在五臟所主的形體組織。如足少陰腎主骨髓,足太陰脾主肌肉,足厥陰肝主筋,手太陰肺主皮毛,手少陰心主血脈等。未有其他症候。

二十五難

提要:本難討論人體内經脈與臟腑之總數。經脈有十二,臟腑有十一。其中多餘的一經,即手心主包絡之脈。同時提出了心包與三焦俱有名而無形的見解。

二十五難曰:有十二經,五藏六府十一耳,其一經者,何等經也?

然,一經者,手少陰與[1]心主別脈也,心主與三焦爲表裏,俱有名而無形,故言經有十二也。

〔1〕與 猶"謂",此處不作連詞用。王念孫曰:"與,猶謂也。《大戴禮·夏小正傳》:獺獸祭魚,其必與之獸,何也?曰:非其類也。與之獸,謂之獸也。"(《經傳釋詞》引)少陰謂心主別脈,參見前難按。

按語:關於三焦的問題,參閱六十六難按。

二十六難

提要:本難提出十五絡的具體内容,即十二經脈各有一絡,陽蹻之絡,陰蹻之絡及脾之大絡。

二十六難曰:經有十二,絡有十五,餘三絡者,是何等絡也?

然,有陽絡,有陰絡,有脾之大絡。陽絡者,陽蹻之絡也;陰絡者,陰蹻之絡也。故絡有十五焉。

按語:十五絡亦見於《靈樞·經脈》,十五絡又稱十五別,其內容與本難略有不同。

二十七難

提要:本難討論了奇經的概念及名稱。

二十七難曰:脈有奇經[1]八脈者,不拘於十二經[2]。何謂也?

然,有陽維,有陰維,有陽蹻,有陰蹻,有衝,有督,有任,有帶之脈,凡此八脈[3]者,皆不拘於經[4],故曰奇經八脈也。

經有十二,絡有十五,凡二十七氣,相隨上下,何獨不拘於經也?

然,聖人圖設溝渠,通利水道,以備不然[5],天雨降下,溝渠溢滿[6],當此之時,霶霈妄行[7],聖人不能復圖也。此絡脈滿溢,諸經不能復拘也。

〔1〕奇經 是十二經以外,功能相異的一類經脈。《集注》楊注:"奇,異也。此之八脈與十二經不相拘制,別道而行,與正經有異,故曰奇經也。"

〔2〕不拘於十二經 《集覽》本"不"上有"皆"字。《脈經》卷二第四無此六字。

〔3〕脈 《史記·倉公列傳》正義引《八十一難》無。

〔4〕不拘於經 《集覽》本"於"下有"十二"二字。

〔5〕不然 《脈經》卷二第四作“不虞”。

〔6〕溢滿 《句解》、《集覽》本并作“滿溢”。

〔7〕當此之時，霶霈妄行 《本義》“行”作“作”。《脈經》卷二第四此兩句互倒。義較明。“霶霈”，雙聲連語，亦作“滂沛”“滂霈”，大水湧流貌。以此比喻人身經脈中氣血流行。

按語：“奇經八脈”的名稱，首見於本難。在《黃帝內經》中，亦有關於任脈、督脈等八條經脈的論述內容，涉及經脈的循行路線、生理功能、病理證候及治療取穴等多方面，但資料零星，缺乏系統性論述，散見於《靈樞·五音五味》、《素問·骨空論》等十餘篇經文中。本經從二十七難至二十九難所述內容雖較簡單，却把任脈、督脈等八條經脈集中歸納，總稱之曰“奇經八脈”，並指出其不同於十二經脈之功能特點，使奇經理論系統化，成爲經絡學說的重要組成部分。這是對古醫經中有關奇經理論的一次總結。後世不少醫家對奇經八脈進行專題研究，或寫成專著，顯然是受本經的影響。

二十八難

提要：本難論述奇經八脈的起止及其循行的路線。指出奇經猶如湖澤蓄洪引流，對十二經脈氣血的盛衰起調節的作用。

二十八難曰：其奇經八脈者，既不拘於十二經，皆何起何繼[1]也？

然，督脈者，起於下極之俞[2]，並於脊裏，上至風府[3]，入屬於腦[4]。任脈者，起於中極之下[5]，以上毛際[6]，循腹裏，上關元[7]至咽喉[8]。衝脈者，起於氣衝[9]，並足陽明[10]之經，夾齊上行，至胸中而散也。帶脈者，起於季脇[11]，廻身一周。陽蹻脈者，起於跟中，循外踝上行，入風池〔12〕。陰蹻脈者,亦起於跟中,循内踝上行,至咽喉〔13〕,交貫〔14〕衝脈。陽維、陰維者,維絡於身,溢畜不能環流灌溉諸經者也〔15〕。故陽維起於諸陽會也,陰維起於諸陰交也〔16〕。比於〔17〕聖人圖設溝渠,溝渠滿溢,流於深湖,故聖人不能拘通也。而人脈隆盛,入於八脈而不環周〔18〕,故十二經亦不能拘之。其受邪氣,畜則腫熱,砭射之也〔19〕。

〔1〕何起何繼 《句解》“起”作“始”。《脈經》卷二第四“繼”作“緊”。孫鼎宜曰:“繼疑當作止。”

〔2〕下極之俞 有兩説:一説指尾閭下端之長强穴。如《集注》楊曰:“下極者,長强也。”一説指前後陰間之會陰穴或該部深處。如滑壽云:“由會陰歷長强。”加藤宗博云:“下極之俞,即兩陰間深處。”(《盧經裒腋》)按,原文未明言穴位名稱,而長强穴與會陰穴的深部,基本在同一部位。

〔3〕並於脊裏,上至風府 《脈經》卷二第四“裏”下有“循背”二字。《太素·督脈》楊注引《八十一難》作“並脊上行,至風府。爲陽脈之聚。”“風府”穴名,屬督脈經,在項後正中線入髮際一寸凹陷中。

〔4〕入屬於腦 《佚存》、《集覽》本“入”下并無“屬”字。《脈經》、《太素》楊注引并無“入屬於腦”四字。《甲乙》卷二第二引《難經》“腦”下有“上巔循額至鼻柱,陽脈之海也。”十二字。

〔5〕起於中極之下 《太素·任脈》楊注引吕廣所注《八十一難》有兩種不同内容。其一“起於中極之下”同皇甫謐録《素問》經文,亦與本經同。其二云:“任脈起於胞門子户,俠齊上行,至胸中。”可見吕廣所注《八十一難》在當時已有不同傳本。楊上善云:“但中極之下,即是胞門子户。是則任脈起處同也。”“中極”穴名。在腹正中線臍下四寸。中極之下,當即胞門子户所在之處。

〔6〕以上毛際 《集覽》本“上”下有“至”字。

〔7〕關元 穴名,屬任脈經,在腹正中線臍下三寸。

〔8〕咽喉　原作"喉咽"。《集覽》本作"咽喉"。《集注》丁德用及虞庶注并作"至咽喉"。是丁、虞所據本亦作"咽喉"。《太素·任脈》楊注引呂廣所注《八十一難》本，一本作"至咽喉"，一本作"至胸中"。按任脈自下而上，"胸中"在下，"咽喉"在上。"至"爲終之意。故當以"至咽喉"爲是。今乙正。

〔9〕衝脈者起於氣衝　《太素·衝脈》楊注引呂廣所注《八十一難》"衝脈"二十三字作"衝脈起於關元，隨腹裏直上，至咽喉中"。"氣衝"穴名，一名氣街，屬足陽明胃經。在腹正中線旁開二寸腹股溝中與恥骨聯合上緣水平線交點動脈處。

〔10〕足陽明　《甲乙》卷二第二作"足少陰"。

〔11〕脇　《脈經》卷二第四作"肋"。

〔12〕風池　穴名，屬足少陽膽經，在項後枕骨下兩側凹陷處。

〔13〕至咽喉　《甲乙》卷二第二引《難經》作"入喉嚨"

〔14〕貫　《太素·陰陽喬脈》楊注引作"灌"。

〔15〕溢畜不能環流灌漑諸經者也　《太素·陰陽維脈》楊注引"環"作"還"，"灌漑"作"漑灌"，無"者也"二字。《脈經》卷二第四、《甲乙》卷二第二引"灌漑"作"漑灌"，無"諸經者"三字。"畜"通"蓄"。《易·小畜》"畜"釋文本又作"蓄"。《廣雅·釋詁三》："蓄，聚也。"

〔16〕故陽維起於諸陽會也，陰維起於諸陰交也　《太素》楊注引"故陽維"十七字作"陽維起於諸陽之會，則諸陽脈會也。陰維起於諸陰之交，則三陰交也。"按，"則諸陽脈會也""則三陰交也"兩句，疑是楊氏注文。

〔17〕比於　《句解》無。

〔18〕入於八脈而不環周　《太素·陰陽維脈》楊注引"入於"作"溢入"，"環周"作"還也"。

〔19〕砭射之也　"砭"古代用作針刺及外科醫療工具之石針、石片，稱爲"砭石"。《説文·矢部》："躲（射），弓弩發於身而中於遠也。""射"引伸爲砭石刺入人身之俞穴。

按語:關於奇經八脈的起止及循行部位,本難與《內經》略有出入。但本難所述內容簡明而齊全,後世多宗此。

二十九難

提要:本難討論奇經八脈的病變和主要證候。這些病變與證候,大多與各該經分布部位和生理作用有關。

二十九難曰:奇經之爲病何如?

然,陽維維於陽,陰維維於陰[1],陰陽不能自[2]相維,則悵然失志,溶溶不能自收持[3]。陽維爲病苦寒熱,陰維爲病苦心痛[4]。陰蹻爲病,陽緩而陰急。陽蹻爲病,陰緩而陽急。衝之爲病,逆氣而裏急。督之爲病,脊強而厥。任之爲病,其內苦結。男子爲七疝[5],女子爲瘕聚[6]。帶之爲病,腹滿[7]腰溶溶若坐水中[8]。此奇經八脈之爲病也。

〔1〕陽維維於陽,陰維維於陰 《太素·陰陽維脈》楊注引《八十一難》"陽"下有"綱維諸陽之脈也","陰"下有"綱維諸陰之脈也"。按,兩句疑爲楊氏注文。

〔2〕自 《句解》、《脈經》卷二第四、《甲乙》卷二第二引《難經》、《太素》楊注引并無。

〔3〕則悵然失志,溶溶不能自收持 《甲乙》引《難經》無此十二字。《太素》楊注引"志"下無"溶溶"二字,"自"下無"收"字。"悵"作"恨"。按"悵""恨"并通。"悵然",神思恍惚貌。呂廣注:"悵然者……善忘恍惚也。""溶溶",倦怠乏力貌。滑壽注曰:"溶溶,無力貌。"

〔4〕陽維爲病苦寒熱,陰維爲病苦心痛 "陽維"十四字原在"腰溶溶若坐水中"下,文義不貫,當係錯簡。今據《脈經》移此。滑壽云:"陽維爲病苦寒熱,陰維爲病苦心痛,諸本皆在腰溶溶若水中下,謝氏移置溶溶不能自收持下,文理順從,必有所考而然,今從之。"

〔5〕七疝　"疝"病名。《素問·骨空論》有七疝之稱,但未明確七疝的具體名稱。其他散見於各篇,有"衝疝"、"狐疝"、"㿗疝"、"風瘕疝"、"癀疝"、"癩癃疝"、"心疝"、"肺疝"、"疝瘕"、"厥疝"等。《諸病源候論·疝病》:"七疝者,厥疝、癥疝、寒疝、氣疝、盤疝、胕疝、狼疝。"

〔6〕瘕聚　指腹部氣聚成塊的一類病症。

〔7〕腹滿　《脈經》卷二第四"腹"上有"苦"字。

〔8〕腹滿腰溶溶若坐水中　《甲乙》卷二引作"腰腹縱容,如囊水之狀"。"溶溶",寬緩貌。呂廣注曰:"帶脈者,廻帶人之身體,病則其腹緩,故令腰溶溶也。"

按語:奇經之病除與循行部位有關外,亦與其生理功能不可分割。如陽維爲綱維諸陽之脈。陽主表,故其爲病苦寒熱。陰維爲綱維諸陰之脈,陰主裏,故其爲病苦心痛。兩蹺脈之病與肢體筋肉之緩急有關等。但奇經之病,不止於此。如《靈樞·大惑論》有陽蹺陰蹺與睡眠的關係。《素問·上古天真論》有"任脈虛,太衝脈衰少,天癸竭,地道不通,故形壞而無子。"《靈樞·五音五味》有"衝任之脈,不榮口唇,故髭不生焉……其衝任不盛,宗筋不成"等有關男女生殖生育方面的病變。這些內容,對後世婦科方面有重要指導意義。可參閱。

三十難

提要:本難討論榮衛的生成及循行。榮衛通過經脈,循環布敷於全身,榮行脈中,衛行脈外,陰陽相貫,周流不息。

三十難曰:榮氣之行,常與衛氣相隨不?

然,經言人受氣於穀,穀入於胃,乃傳與五藏六府,五藏六府皆受於氣,其清者爲榮,濁者爲衛。榮行脈中,衛行脈外,榮周不息,五十而復大會,陰陽相貫,如環之無端,故知榮衛相隨[1]也。

〔1〕隨 《句解》作"從"。

三十一難

提要:本難敍述三焦的部位及其功能。上焦主納食,中焦主腐熟,下焦主排出。三焦謂水穀之通路,氣之所終始。同時提出主治三焦病變的穴位名稱和部位。

三十一難曰:三焦者何稟,何主[1]？何始,何終？其治常在何許[2]？可曉以不？

然,三焦者,水穀之道路,氣之所終始也。上焦者,在心下,下膈,在胃上口,主內而不出。其治在膻中,玉堂下一寸六分,直兩乳間陷者是。中焦者,在胃中脘,不上不下,主腐熟水穀。其治在齊旁。下焦者,在齊下[3],當膀胱上口,主分別清濁,主出而不內,以傳導也[4],其治在齊下一寸。故名曰三焦。其府在氣街[5]一本曰衝[6]。

〔1〕主 原作"生"。據下文答辭"主內而不出"、"主腐熟水穀"、"主出而不內",以作"主"爲是。"生""主"形近而誤。今改正。

〔2〕許 處所。《經傳釋詞》卷四引李善《文選注》曰:"許,猶所也。"又曰:"許、所聲近而義同。"

〔3〕在齊下 原缺。《集覽》、《評林》、《俗解》、《圖注》本、《史記·扁鵲倉公列傳》正義引《八十一難》、《太素·經脈之一》楊注引《八十一難》、《太醫局諸科程文》卷二墨義第二道引《難經》等此下並有"在齊下"三字。律以上文"在心下"、"在胃中脘"句文例,應有"在齊下"三字。今據諸本補。"齊"通"臍"。

〔4〕主出而不內,以傳導也 《本義》、《集覽》本"導"并作"道"。按"導"、"道"通。《傷寒明理論》卷一少腹滿第十七引《難經》無此九字。

55

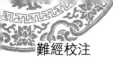

〔5〕其府在氣街 《集覽》本"街"作"衝"。"府",氣聚之處。《素問·脈要精微論》王冰注:"府,聚也。"

〔6〕一本曰衝 此四字原爲正文。《句解》"曰"作"云"。《本義》此四字作爲小字注。"曰"作"作"。《集覽》本無"一本"四字。《集註》楊曰:"一本曰衝,此非扁鵲之語,蓋呂氏再録之言,於義不可用也。"今從《本義》改爲小字注。

按語:一、關於三焦的問題,詳見第六十六難按語。

二、關於三焦"其府在氣街"一句,滑壽認爲"疑錯簡或衍",其理由是"三焦自屬諸府,其經爲手少陽,與手心主配,且各有所治,不應又有府也。"按,滑氏此說不可從。蓋此"府"字是氣聚的意思。並非六府之府。如徐大椿曰:"府,猶舍也,藏聚之義。言其氣藏聚於此也。"滑氏誤解爲六府之府,故有是說。又此處"氣街"並非穴位名,《集註》楊云:"氣街者,氣之道路也。三焦既是行氣之主,故云府在氣街。街,衢也。衢者,四達之道焉。"考《靈樞·衛氣》:"請言氣街,胸氣有街,腹氣有街,頭氣有街,脛氣有街。"是古代稱氣街不止一處。從原文分析,"其府在氣街"一句乃承上文"三焦之治"而言的。上焦其治在膻中,中焦其治在齊旁,下焦其治在齊下一寸。三處爲上中下三焦之氣所舍、所聚、所達之處,當亦爲"氣街"。證諸實踐,此三處均爲針灸主治上中下三焦病變的常用穴位。故本難所述是有實踐基礎的。

三十二難

提要:本難討論心肺兩臟的解剖位置。突出心與榮血,肺與衛氣的關係。

三十二難曰:五藏俱等,而心肺獨在膈上者,何也?

然,心者血,肺者氣〔1〕。血爲榮,氣爲衛〔2〕,相隨上下,謂之榮衞,通行經絡,營周於外[3],故令心肺在鬲上也。

〔1〕心者血,肺者氣 《五行大義》卷三引《八十一問》"者"作"主"。

〔2〕血爲榮,氣爲衞 《五行大義》引作"血行脈中,氣行脈外"。

〔3〕通行經絡,營周於外 《句解》"外"作"身"。《五行大義》引無此八字。

按語:在五臟中,突出心主營血,肺主衞氣,及上焦心肺對敷布血氣營衞的重要作用。聯繫二十二難"氣先病""血後病"之説,對後世溫病學説衞氣營血理論,可能有一定影響。

三十三難

提要:本難敍述肝肺兩臟的五行屬性。肝屬木,肺屬金。並對肝入水而沉,肝熟復浮,肺入水而浮,肺熟而復沉的現象,以五行理論作出解釋。

三十三難曰:肝青象木,肺白象金。肝得水而沉,木得水而浮;肺得水而浮,金得水而沉。其意何也?

然,肝者,非爲純木[1]也。乙角[2]也,庚之柔[3]。大言陰與陽,小言夫與婦[4]。釋其微陽,而吸其微陰之氣[5],其意樂金,又行陰道多[6],故令[7]肝得水而沉也。肺者,非爲純金[1]也。辛商[2]也,丙之柔[3]。大言陰與陽,小言夫與婦。釋其微陰,婚而就火[5],其意樂火,又行陽道多[6],故令肺得水而浮也。

肺熟而復沉,肝熟而復浮[8]者,何也?故知辛當歸庚,乙當歸甲也。

〔1〕肝者,非爲純木 肺者,非爲純金 肝在五行屬木,爲乙木。但它與庚金相配,吸金的"微陰之氣",所以説"肝非純木"。肺在五行屬金,爲辛金,但它與丙火相配,"婚而就火",所以説肺非純金。參閱注〔5〕、注〔3〕。

〔2〕乙角,辛商　十天干中,甲、丙、戊、庚、壬屬陽。乙、丁、己、辛、癸屬陰。陰干配臟,陽干配腑。配屬五行、五音,則甲乙爲木,配角音;丙丁爲火,配徵音;戊己爲土,配宮音;庚辛爲金,配商音;壬癸爲水,配羽音。乙角爲陰木,屬肝;辛商爲陰金屬肺。見下表:

十天干陰陽五行屬性表

五行	陽干	陰干	五音	五臟
木	甲	乙	角	肝
火	丙	丁	徵	心
土	戊	己	宮	脾
金	庚	辛	商	肺
水	壬	癸	羽	腎

〔3〕庚之柔丙之柔　十天干按順序每隔五位進行陰陽相配(見附表)。即甲與己合,乙與庚合,丙與辛合,丁與壬合,戊與癸合。陽爲剛,陰爲柔。屬陰的乙木與屬陽的庚金相配,故稱乙木爲“庚之柔”。屬陰的辛金與屬陽的丙火相合,故稱辛金爲“丙之柔”。見附表:

土	金	水	木	火
甲	乙	丙	丁	戊
己	庚	辛	壬	癸

◯爲陰干性柔　　◯爲陽干性剛

〔4〕大言陰與陽,小言夫與婦　乙與庚,辛與丙之間的剛柔相配,從大處而言屬於陰陽相合關係,從小處而言猶如夫婦配偶關係。

〔5〕釋其微陽,而吸其微陰之氣　釋其微陰,婚而就火“釋”釋放,“吸”吸取,兩者相對。在五行中,木主春,火主夏,爲陽;金主秋,水主冬,爲陰。肝、乙角爲柔木,故爲微陽,與庚金相配,則釋其微陽而吸其微陰之氣。肺、辛商

爲柔金,故爲微陰,與丙火相配,"婚而就火",則釋其微陰而吸其微陽之氣。
總乃陰陽夫婦相交配之意。

〔6〕行陰道多　行陽道多　乙角,庚之柔,其意樂金,金旺於秋,秋季陰
氣漸盛,故行陰道多。辛商爲丙之柔,其意樂火,火旺於夏,夏季陽氣隆盛,
故行陽道多。

〔7〕令　《句解》無。

〔8〕肺熟而復沉,肝熟而復浮　《太醫局諸科程文》卷一墨義第三道引
《難經》"熟"作"熱"。"熟"煮熟。肺爲辛金,得丙火之性而浮。肝爲乙木,
得庚金之性而沉。煮熟,則陰陽分離,金木各返其本性,而成爲純金和純木。
金沉木浮,故"肺熟而復沉,肝熟而復浮。"

按語:本難對肺得水而浮,熟而復沉;肝得水而沉,熟而復浮
的現象,以陰陽五行學說所作的解釋,在醫理方面,頗難理解。查
《白虎通·五行》云:"木所以浮,金所以沉,何? 子生於母之義。
肝所以沉,肺所以浮,何? 有知者,尊其母也。一說木畏金,金之
氣庚,受庚之化,木者法其本,柔可曲直,故浮也。肝法其化直,故
沉。五行皆同義。"可見"木浮金沉,肺浮肝沉"、"乙庚""丙辛"
等說,乃當時流行的五行學說,原非醫家之語。

三十四難

提要:本難論述人體五臟與五聲、五色、五臭、五味、五液的特
殊聯繫。同時指出人有七神,分別舍藏於五臟之中,說明了五臟
與精神意識的密切關係。

三十四難曰:五藏各有聲、色、臭、味、液[1],可[2]曉知
以不?

然,《十變》[3]言,肝色青,其臭臊,其味酸,其聲呼,
其液泣[4]。心色赤,其臭焦,其味苦,其聲言[5],其液汗。

脾色黄,其臭香,其味甘,其聲歌,其液涎。肺色白,其臭腥,其味辛,其聲哭,其液涕。腎色黑,其臭腐,其味鹹,其聲呻,其液唾。是五藏聲、色、臭、味、液[1]也。

五藏有七神,各何所藏耶?

然,藏者,人之神氣所舍藏也。故肝藏魂,肺藏魄,心藏神,脾藏意與智,腎藏精與志也。

〔1〕液　原脱。《本義》滑注云:"聲色臭味下欠液字。"按,下文五臟均有聲、色、臭、味五者。又四十難"肝主色,心主臭,脾主味,肺主聲,腎主液",五者中亦有"液"。今據補。下文"是五藏聲色臭味也"句同。

〔2〕可　《本義》、《集覽》本此上均有"皆"字。

〔3〕十變　滕萬卿曰:"十變,古書篇目。"(《難經古義》)按:本書引《十變》者凡三處。除本難外,又見於六十三及六十四難。

〔4〕其液泣　《素問·宣明五氣篇》:"肝爲淚"。《甲乙》卷一第一:"在液爲淚"。《廣雅·釋言》:"泣,淚也。"

〔5〕其聲言　《甲乙》卷一第一云:"心在聲爲笑"。四十九難:"入心爲言"。《千金》卷二十九第四亦作"言",與本難同。

按語:一、本難五臟與五聲、五色、五臭、五味、五液的關係,乃是以五臟爲中心,根據五行所屬,與孔竅感官的功能聯系起來,把人體看成爲一個統一的整體,屬於中醫藏象學説的基本内容。

可參閱四十難及四十九難。

二、人之神氣舍藏於五臟的理論,强調了人的精神意識、思維活動與五臟功能的密切關係。這一觀點,貫穿在生理、病理、診斷、治療以及養生防病等各個方面。也是中醫重要的基本理論。

三十五難

提要：本難討論臟與腑相合的關係。五臟各有相合的腑。除心與小腸，肺與大腸外，相合臟腑的解剖位置，均相鄰近。諸腑的功能，各不相同，且有清濁之別。最後指出大小腸等五腑可分別稱爲五色之腸。

三十五難曰：五藏各有所，府皆相近，而心肺獨去大腸、小腸遠者，何謂[1]也？

然[2]，經言心榮肺衛，通行陽氣[3]，故居在上。大腸、小腸傳陰氣[3]而下，故居在下，所以相去而遠也。

又諸府者，皆陽也，清净之處。今大腸、小腸、胃與膀胱皆受不净，其意何也？

然，諸府者謂是，非也[4]。經言小腸者，受盛之府也；大腸者，傳寫行道之府也；膽者，清净[5]之府也；胃者，水穀之府也；膀胱者，津液[6]之府也。一府猶無兩名，故知非也。小腸者，心之府；大腸者，肺之府；胃者，脾之府；膽者，肝之府；膀胱者，腎之府。

小腸謂赤腸，大腸謂白腸，膽者謂青腸，胃者謂黃腸，膀胱者謂黑腸，下焦所治也。

〔1〕謂 《句解》、《本義》、《集覽》本并無。

〔2〕然 原脱。據《本義》及前後文例補。

〔3〕陽氣 陰氣 "陽氣"清氣，指營衛之氣。"陰氣"濁氣，指糟粕穢濁之氣。

〔4〕是，非也 "是"猶"此"。指示代詞。即指上文"清净之處"而言。蓋諸府傳化不同，有净，有不净。不能都稱爲"清净之處"，故曰"非也"。

〔5〕清净 《太素·本輪》作"中精"。《千金》卷十二第一作"中清"。

〔6〕津液 《周禮·天官·疾醫》賈疏引"液"作"滴"。

按語:關於臟腑相合的理論,亦爲藏象學説的基本理論。五腑分别稱爲五色腸,是根據相合之臟所主之色而命名的。

三十六難

提要:本難討論腎與命門的關係和命門的主要功能。提出了左爲腎,右爲命門的論點。

三十六難曰:藏各有一耳,腎獨有兩者,何也?

然,腎兩者,非皆腎也。其左者爲腎,右者爲命門。命門者,諸神精〔1〕之所舍〔2〕,原氣〔3〕之所繫也,男子以藏精,女子以繫胞。故知腎有一也。

〔1〕神精 《集解》云:"應據三十九難乙作精神"。丁德用注:"命門者,諸神精之所舍,原氣之所繫也。"是丁注所據本,亦作"神精"。按"精"與"神"本是兩種概念,故"神、精""精、神"意義相同。

〔2〕舍 《五行大義》卷三引《八十一問》作"會"。

〔3〕原氣 即元氣,參見第十四難末段注〔4〕。

按語:"命門"一詞,見於《内經》。《靈樞·根結》云:"太陽根於至陰,結於命門,命門者目也。"《靈樞·衛氣》云:"足太陽之本,在跟以上五寸中,標在兩絡命門,命門者目也。"都以目指命門,屬足太陽膀胱經。與本難所述,概念完全不同。

將命門作爲腎的一部分,左腎右命門,命門的作用關係到人身原氣之所系,精神之所舍等理論,乃是本難的首創。後世醫家,尤其明代以後,對腎與命門特别重視,在理論上作了很多闡發。命門學説成爲温補學派的主要理論基礎。直至今日,命門理論仍對臨床實踐有着重要的指導意義。成爲醫學科學的重要研究課題。這是《難經》對藏象理論的一大貢獻。

三十七難

提要:本難討論兩個問題:一、説明七竅各與五臟相通,七竅功能正常與否,關鍵在於與其相通之臟氣和與不和。二、經脈的氣血運行,根源於臟腑。臟腑受邪,使經脈氣血不和,陰陽之氣太盛而不相榮,則爲難治的關格之證。

三十七難曰:五藏之氣,於何發起? 通於何許? 可曉以不?

然,五藏者,當上關於七竅也[1]。故肺氣通於鼻,鼻和則知香臭矣;肝氣通於目,目和則知白黑[2]矣;脾氣通於口,口和則知穀味矣;心氣通於舌,舌和則知五味矣;腎氣通於耳,耳和則知五音矣。

五藏不和,則七竅不通。六府不和,則留結爲癰。

〔1〕當上關於七竅也 "七"原作"九"。《靈樞·脈度》作"常内閲於上七竅也"。《集注》楊注:"七竅者,五藏之門户。"是楊(楊玄操或楊康候)所據本亦作"七"。按,既云"上關",則當指頭面七竅。下文所舉亦均係上竅,可證。作"七"爲是。據改。下"七竅"同。

〔2〕白黑 即五色之意。《淮南子·修務訓》:"今夫盲者,目不能别晝夜,分白黑。"

邪在六府,則陽脈不和;陽脈不和,則氣留之;氣留之,則陽脈盛矣。邪在五藏,則陰脈不和;陰脈不和,則血留之;血留之,則陰脈盛矣。陰氣太盛,則陽氣不得相營[1]也,故曰關[2];陽氣太盛,則陰氣不得相營也,故曰格[2]。陰陽俱盛,不得相營也,故曰關格。關格者,不得盡其命而死矣[3]。

〔1〕不得相營 《句解》無"相"字,下兩句同此。

〔2〕故曰關　故曰格　原“關”“格”兩字誤倒。《素問·六節藏象論》、《靈樞·終始》、《靈樞·禁服》等并以陽盛極爲“格”，陰盛極爲“關”，合於醫理。徐大椿曰：“此篇自首至此，皆《靈·脈度篇》文，而止易數字，既無發明，又將關格二字陰陽倒置，開千古之疑案，不知傳寫之誤，抑真越人之擅易經文也。”今乙正。

〔3〕關格者不得盡其命而死矣　《句解》無。

經言氣獨行於五藏，不營於六府者，何也？

然，氣之所〔1〕行也，如水之流，不得息也。故陰脈營於五藏，陽脈營於六府〔2〕，如環之無端，莫知其紀，終而復始，其〔3〕不覆溢。人氣內溫於藏府，外濡於腠理。

〔1〕所　《集覽》本無。

〔2〕府　《集覽》本此下有“陰陽相貫”四字。

〔3〕其　《集覽》本作“而”。

按語：一、孔竅與五臟的對應關係，亦爲藏象學説的內容，反映了中醫學的整體觀點。

二、本難關格之概念，與本書三難之“關格”意義不同。此處所論是指陰陽氣太盛不得相營，三難則言脈。

三十八難

提要：本難討論“藏有五”“府有六”的問題。指出三焦主持諸氣，和有名而無形的功能特點。

三十八難曰：藏唯〔1〕有五，府獨有六者，何也？

然，所以府有六者，謂三焦也。有原氣之別〔2〕焉，主持諸氣，有名而無形，其經屬手少陽，此外府也，故言府有六焉。

〔1〕唯　獨也。亦作“惟”。《廣雅·釋詁三上》：“唯，獨也。”清王引之《經

傳釋詞》卷三："惟,獨也。或作唯。"

〔2〕別 此下疑脱"使"字。本書六十六難云："三焦者,原氣之別使也。"參閱六十六難注。

按語:關於三焦問題,可參閱六十六難按語,及八難、二十五難、三十一難、三十九難、六十二難、六十六難等原文。

三十九難

提要:本難承上文臟惟有五,腑獨有六之説,繼續討論腑有五,臟有六的問題。指出腎有兩臟,故五臟亦即六臟。三焦不同於其他五腑,它不屬於五臟,所以六腑實爲五腑。

三十九難曰:經言府有五,藏有六者,何也?

然:六府者,正〔1〕有五府也。然五藏亦有六藏〔2〕者,謂腎有兩藏也。其左爲腎,右爲命門。命門者,謂〔3〕精神之所舍也,男子以藏精,女子以繫胞,其氣與腎通,故言藏有六也。

府有五者,何也?

然,五藏各一府,三焦亦是一府,然不屬於五藏,故言府有五焉。

〔1〕正 《評林》《圖注》《闡注》本并作"止"。按,"正"猶"止"。《詩·終風》:"見侮慢而不能正也。"毛傳:"正猶止也。"《論語·述而》:"正唯弟子不能勞也。""正"亦解作"止",即"僅""只"之意

〔2〕藏 《太素·本輸》楊注引《八十一難》無。

〔3〕謂 《本義》本無。

按語:本難以腎臟分爲左腎、右命門,而使五臟成爲六臟。內容與三十六難重複。以三焦不屬於五臟,可不列於六腑之中,其精神與三十八難基本一致。可參閱。

四十難

提要:本難以五行理論解釋鼻知香臭與耳能聞聲的問題。

四十難曰:經言肝主色,心主臭,脾主味,肺主聲,腎主液。鼻者,肺之候[1],而反知香臭;耳者,腎之候,而反聞聲,其意何也?

然:肺者,西方金也。金生於巳[2],巳者南方火也。火者心,心主臭,故令鼻知香臭。腎者,北方水也。水生於申[2],申者西方金。金者肺,肺主聲,故令耳聞聲。

〔1〕候 《説文‧人部》:“候,伺望也。”作名詞解,引申爲監望敵情之哨所。《後漢書‧光武帝紀》:“築亭候”。李賢注:“亭候,伺候望敵之所。”此處指人身孔竅,是伺望五臟活動外在表現之所。故亦稱“外候”。

〔2〕金生於巳 水生於申 《句解》李駉注云:“金長生在巳,水長生在申。”《難經經釋》徐大椿曰:“此以五行長生之法推之也。木長生於亥,火長生於寅,金長生於巳,水長生於申。以其相生,故互相爲用也。”這是五行學説中金生水、水生木……之外的又一種相生規律。金生於巳,水生於申,木生於亥,火生於寅。均爲隔四相生。故或稱“五行長生”。内容見《淮南子‧天文訓》。該文云:“金生於巳,壯於酉,死於丑,三辰皆水也。水生於申,壯於子,死於辰,三辰皆金也。故五勝,生一,壯五,終九。”據此,説明如下:將十二地支按東南西北順次排列,每隔四支(辰)即第一、第五、第九位,屬五行中同一行。故巳酉丑屬金,申子辰屬水,亥卯未屬木,寅午戌屬火,按生一、壯五、終九的規律,金的第一位爲巳㊀,故金生於巳。第五位爲酉㊄,酉是西方金的本位,故壯於酉。第九位爲丑㊆,故終於丑。同理,水的第一位爲申(一),故水生於申。第五位爲子(五),子是水的本位,故壯於子。第九位爲辰(九),故終於辰。餘依此類推。見下圖:

按語:關於五臟與五色、五臭、五味、五聲、五液的特殊聯系,

66

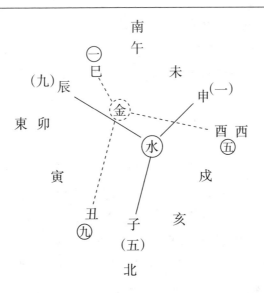

已於三十四難作了詳細論述。本難提出五臟對色、臭、味、聲、液五者又各有專主,兩者可相互補充。肝主色、心主臭、脾主味、肺主聲、腎主液的理論,在四十九難亦有應用。均可參閱。

四十一難

提要:本難以肝與東方春、木的相應關係,對人體肝獨有兩葉的問題,進行解釋。

四十一難曰:肝獨有兩葉,以[1]何應也?

然,肝者東方木也,木者春也。萬物始生,其尚幼小,意無所親[2],去太陰尚近,離太陽不遠[3],猶有兩心[4],故有兩葉,亦應木葉也。

〔1〕以 通“與”。《經傳釋詞》卷一:“廣雅曰:以,與也。《詩經·大雅·皇矣》:予懷明德,不大聲以色,不長夏以革。”馬瑞辰《通釋》:“以、與,古通用,聲以色,猶云聲與色也,夏以革,猶云夏與革也。”

〔2〕親 《廣雅·釋詁三上》:"親,近也。"

〔3〕去太陰尚近,離太陽不遠 "太陰",在此指冬季。"太陽",在此指夏季。意即肝木應春,春季介於冬、夏兩季之間。

〔4〕猶有兩心 言春季既有冬季之寒意,又漸見夏季之溫暖,未離乎陰,復漸於陽,故猶有兩心。丁德用曰:"猶有兩心者,爲離太陽,戀太陰,有此離戀,故言兩心也。"

按語:對"太陰""太陽"的解釋,有多種意見。如:一、指冬季、夏季。二、指七月、六月。三、指手太陰經、手太陽經。四、指脾與膀胱。五、指腎與心。六、指脾與腎等。從原文分析,所問是肝獨有兩葉與何者相應的問題。答語以草木甲坼之初,萌生兩葉等自然現象,以與肝有兩葉相比擬。則太陰太陽當指季節爲是。正如滑壽所云:"隆冬爲陰之極,首夏爲陽之盛,謂之太陰太陽,無不可也。"

四十二難

提要:本難論述人體五臟和從口腔至肛門整個消化道的解剖部位、形態、大小、長度、重量、容量、内容物等,指出神、魂、魄、意、志等分藏於五臟,説明五臟與精神意識的密切關係。

四十二難曰:人腸胃長短,受水穀多少,各幾何?

然,胃大[1]一尺五寸,徑五寸,長二尺六寸,橫屈[2]受水穀三斗五升,其中常留穀二斗,水一斗五升。小腸大二寸半,徑八分分之少半,長三丈二尺[3],受穀二斗四升,水六升三合合之太半[4]。迴腸大四寸,徑一寸寸之少半[5],長二丈一尺[6],受穀一斗,水七升半。廣腸大八寸,徑二寸寸之大半[7],長二尺八寸,受穀九升三合八分合之一。故腸胃凡長五丈八尺四寸[8],合受水穀九斗二升一合合之大半〔9〕,此腸胃長短,受水穀之數也。

肝重四斤〔10〕四兩,左三葉,右四葉,凡七葉,主藏魂。心重十二兩,中有七孔三毛,盛精汁三合,主藏神。脾重二斤三兩,扁廣三寸,長五寸,有散膏半斤,主裹血,溫五藏,主藏意。肺重三斤三兩,六葉兩耳〔11〕,凡八葉,主藏魄。腎有兩枚,重一斤一兩〔12〕,主藏志。

膽在肝之短葉間〔13〕,重三兩三銖〔14〕,盛精汁三合。胃重二斤二兩〔15〕,紆〔16〕曲屈伸,長二尺六寸,大一尺五寸,徑五寸,盛穀二斗,水一斗五升。小腸重二斤十四兩,長三丈二尺〔3〕,廣二寸半,徑八分分之少半,左迴疊積十六曲〔17〕,盛穀二斗四升,水六升三合合之太半。大腸重二斤〔18〕十二兩,長二丈一尺,廣四寸,徑一寸寸之少半〔19〕,當齊右迴〔20〕十六曲,盛穀一斗,水七升半。膀胱重九兩二銖,縱廣九寸,盛溺九升九合。

口廣二寸半,唇至齒長九分,齒以〔21〕後至會厭深三寸半,大容五合。舌重十兩,長七寸,廣二寸半。咽門重十兩〔22〕,廣二寸半,至胃長一尺六寸。喉嚨重十二兩,廣二寸,長一尺二寸,九節。肛門〔23〕重十二兩,大八寸,徑二寸大半,長二尺八寸,受穀九升三合八分合之一。

〔1〕大 即周長。

〔2〕屈 《史記·扁鵲倉公傳》正義引《八十一難》作"尺"。

〔3〕三丈二尺 《千金》卷十四第一林校引《難經》、《甲乙》云作"長二丈二尺"。

〔4〕合(gě葛)之太半 《本義》、《集覽》本"太"作"大"。按"太""大"古通。《駢雅訓纂·釋名稱》:"大與太通,古太字多不加點,如大極、大初、大空、大廟、大學之類。後人加點,以別小大之大,遂分而爲二矣。""合",容量

詞。一升的十分之一爲一合。《漢書·律歷志》:"十合爲升。"

〔5〕一寸寸之少半 原作"一寸半"。《甲乙》卷二第七作"一寸寸之少半"。《千金》卷十八第一林校引《明堂》、《外臺》、《難經》作"一寸之少半"。按,如以直徑與周長的比例計算,當爲一寸寸之少半。今據諸本改。

〔6〕一尺 《史記·扁鵲倉公列傳》正義引作"二尺"。

〔7〕二寸寸之大半 原作"二寸半"。《甲乙》卷二第七作"二寸寸之大半"。本難下文"肛門"作"二寸大半"。據下文對肛門"大八寸",及"長二尺八寸,受穀九升三合八分合之一"的描述,與本段廣腸相同。則知"肛門"實指廣腸而言。再按直徑與周長比例計算,亦當爲二寸寸之大半。今據改。

〔8〕五丈八尺四寸 《甲乙》作"六丈四寸四分"。《集注》楊曰:"據《甲乙經》言腸胃凡長六丈四寸四分,所以與此不同者,《甲乙經》從口至直腸而數之,故長。此經從胃至腸而數之,故短。亦所以互相發明,非有謬也。"

〔9〕九斗二升一合合之大半 原作"八斗七升六合八分合之一"。合計胃腸所受水穀,當爲九斗二升一合合之大半。今據《靈樞·平人絕穀》、《甲乙》卷二第七等改。

〔10〕四斤 《本義》本作"二斤"。

〔11〕耳 在旁突出之物曰耳。《考工記·桌氏》鄭注:"此鬴之耳,在旁可舉也。"在此當指兩側支氣管。

〔12〕一兩 《集覽》本作"二兩"。

〔13〕間 《素問·痿論》王冰注引《八十一難經》"間"下有"下"字。《千金》卷十二第一并同。

〔14〕銖 我國古代衡制中的重量單位。説法不一:一、一銖重一百黍。《漢書·律歷志上》:"一龠容千二百黍,重十二銖。"二、一銖重九十六黍。《説苑·辨物》:"十六黍爲一豆,六豆爲一銖。"三、一銖重一百四十四粟。《説文·禾部》:"十二粟爲一分,十二分爲一銖"。四、一銖爲一兩的二十四分之一。《説文·金部》:"銖,權絫黍之重也。"段玉裁注:"二十四銖爲一兩。"

〔15〕二兩　《句解》、《評林》本作"一兩"。《集覽》本、《圖注》、《俗解》、《闕注》本、《史記·扁鵲倉公列傳》正義引、《千金》卷十六第一并作"十四兩"。

〔16〕紆　曲也。《淮南子·本經》："盤紆刻"，儵注："紆，屈曲。"

〔17〕左迴疊積十六曲　《史記·扁鵲倉公列傳》正義引作"迴積"。

〔18〕二斤　《史記》正義引作"三斤"。

〔19〕一寸寸之少半　原作"一寸"。據《千金》林校引《難經》改。參閱注〔5〕。

〔20〕右迴　《集覽》本"迴"下有"疊積"二字。

〔21〕以　《史記·扁鵲倉公列傳》正義引作"已"。按，"以""已"古通。

〔22〕十兩　《本義》本作"十二兩"。

〔23〕肛門　此處指廣腸而言。參閱注〔9〕。

按語：本難是古代解剖學的重要文獻。其中五臟的解剖資料未見於《內經》。由於古今度量衡標準不同，文中尺寸斤兩，不能以今制數值計算。但如以咽門至胃之食道長度，與小腸、迴腸、廣腸之總長度的比例言之，則與現代解剖學所載，頗爲接近。可見當時解剖學已有一定成就。但其中對某些內臟形態的敍述，如肝有七葉，心有七孔，肺有六葉等與實際不符。且人體大小不等，內臟之大小、重量等亦有差異，不能劃一定量。

四十三難

提要：本難討論人不進飲食七日而死的道理。其主要由於胃中所留水穀及人體津液消耗竭盡所致。

四十三難曰：人不食飲，七日而死者，何也？

然，人胃中常有留穀二斗[1]，水一斗五升。故平人日再至圊[2]，一行[3]二升半，一日中[4]五升。七日，五七三斗五升，而水穀[5]盡矣。故平人不食飲七日而死者，水穀津液俱盡，即死矣〔6〕。

〔1〕人胃中常有留穀二斗 《句解》無"人"字。《本義》"常"作"當"。《句解》、《集覽》本"有"并作"存"。

〔2〕至圊 《太素‧腸度》作"後"。《甲乙》《千金》并作"至後"。"圊"，厠所。《廣雅‧釋宮》："圊，厠也"，《釋名‧釋宮室》："廁，或曰圊，言至穢之處，宜常修治使潔清也。""後"亦排便之意。

〔3〕一行 "行"用於量詞，猶言"次"。排便一次爲一行。

〔4〕一日中 "一"字原缺。"日中五升"費解。《靈樞‧平人絕谷》、《甲乙》卷二第七、《太素‧腸度》《千金》卷十六第一"日"上并有"一"字，文理通曉。據以上諸本補。

〔5〕而水穀 《千金》"而"下有"留"字。"穀"下有"精氣"二字。

〔6〕即死矣 《集覽》本"即"作"則"。《太平御覽》卷八百四十九、飲食部引《八十一問》作"故也"。連上爲句。

四十四難

提要： 本難敍述人身消化道中的七道門户，即飛門、户門、吸門、賁門、幽門、闌門、魄門，稱爲七衝門。

四十四難曰：七衝門〔1〕何在？

然，唇爲飛門〔2〕，齒爲户門，會厭爲吸門〔3〕，胃爲賁門〔4〕，太倉〔5〕下口爲幽門〔6〕，大腸小腸會爲闌門〔7〕，下極爲魄門〔8〕，故曰七衝門也。

〔1〕衝門 通道之門户。《説文‧行部》："衝，通道也。"

〔2〕飛門 即嘴唇。"飛"與"扉"均在古音微部，古音幫母。同聲通假。"扉"門扇。《説文‧户部》："扉，户扇也。"口唇張合，猶門扇之啟閉，故唇爲飛門。

〔3〕吸門 即會厭。在喉咽上方，形如樹葉。嚥食時覆於喉口，呼吸發

音時則會厭開啟。爲呼吸之門户。故稱"吸門"。

〔4〕賁門　胃之上口,與食道相連處,靠近橫膈。《素問·脈要精微論》王冰注:"賁,鬲也。"《集注》楊注:"賁者,膈也。胃氣之所出也。"

〔5〕太倉　即胃。《靈樞·脹論》:"胃者,太倉也。"

〔6〕幽門　爲胃之下口,與十二指腸相接處。《爾雅·釋言》:"幽,深也。"因位在胃的幽深之處,故曰幽門。

〔7〕闌門　"闌"門遮也,亦稱門闌。《廣雅·釋詁二下》:"闌,遮也。"《史記·楚世家》:"雖儀之所甚願爲門闌之厮者。"闌門當小腸與大腸連接之處,猶如門闌,故稱闌門。

〔8〕魄門　即肛門。魄通粕,均古音滂母鐸字部。如"糟粕"亦作"糟魄"。《庄子·天道篇》:"然則君之所讀者,古人之糟魄已夫。"《釋文》引司馬云:"爛食曰魄、一云糟爛爲魄,本又作粕,音同。"肛門爲排泄糟粕之門户,故稱魄門。

按語:本難所述七衝門乃是人體整個消化的重要門户。在解剖及生理、病理上都有特殊意義。它們的名稱如會厭、賁門、幽門、闌門等,至今仍爲現代解剖學所沿用。

四十五難

提要:本難將人體組織及器官分爲臟、腑、筋、髓、血、骨、脈、氣等八類。各有精氣聚之處,該處俞穴,稱爲會穴。並指出此八會穴能主治熱邪在內的一類病證。

四十五難曰:經言八會者,何也?

然,府會大倉[1],藏會季脇[2],筋會陽陵泉[3],髓會絕骨[4],血會鬲俞[5],骨會大抒[6],脈會太淵[7],氣會三焦[8]外一筋直兩乳內也[9]。熱病在內,取其會之氣穴也。

〔1〕大倉　《本義》、《集覽》本"大"并作"太""大倉"今名"太倉",此

處指中脘穴。在臍上四寸,屬任脈經。《甲乙》卷二第十九:"中脘,一名太倉。"

〔2〕季脇 此處指章門穴。章門穴別名"季脇"。《針灸捷法大全》卷六:"章門……一名季脇。"在第十一肋游離端稍下處。屬足厥陰肝經。

〔3〕陽陵泉 穴名。在腓骨小頭前下方凹陷處。屬足少陽膽經。

〔4〕絕骨 穴名。又名懸鐘。在外踝上三寸。屬足少陽膽經。

〔5〕鬲俞 穴名。在第七胸椎棘突下,旁開一寸五分處。屬足太陽膀胱經。

〔6〕大抒 《句解》、《本義》、《集覽》本、《甲乙》卷二第八"抒"并作"杼"。按"抒""杼"古通。"大抒"俞穴名。在第一胸椎棘突下,旁開一寸五分處,屬足太陽膀胱經。《古本難經闡注》、白雲閣藏本《難經會通》第四十五難"大抒"并作"大椎"。此説可參考。

〔7〕太淵 穴名。在腕橫紋上,當拇長展肌腱與撓側腕屈肌腱連線中點處。屬手太陰肺經。

〔8〕三焦 此處指膻中穴。在兩乳中間,胸骨中線上。屬任脈經。原文小字注可證。《靈樞·海論》:"膻中者爲氣之海。"故氣之會穴膻中。

〔9〕外一筋直兩乳内也 此八字,原作正文,與上文文例不合。《集解》:"按外一八字是衍文。此是氣會三焦之旁注……應據删。"按,此説有理。本經三十一難云:"上焦者……其治在膻中,玉堂下一寸六分,直兩乳間陷者是"可證。今將"外一"八字改作小字注。又《史記·扁鵲倉公列傳》正義引《八十一難》"外一"二十字作"此謂八會也"。

按語:八會之名,首見於本經。八會穴理論對針灸臨床有一定指導意義。如明·楊繼洲《針灸大成》引宋·侯自然《難經注疏》根據本難所述八會穴理論,提出腑病治中脘,臟病治章門,筋病治陽陵泉,髓病治絕骨,血病治鬲俞,骨病治大杼,脈病治大淵,氣病治膻中等。目前針灸臨床常用膻中治氣促喘逆之病,陽陵泉治筋攣及偏風半身不遂之疾,中脘治胃腸疼痛吐瀉消化道疾患,絕骨治頸項强直及髓減骨瘻等症……可見八會理論，有實踐基礎。

四十六難

提要：本難對老年人白晝精神不爽，夜間睡眠不佳，與青壯年白晝精力旺盛，夜間熟睡的現象，進行對比分析，指出其原因主要與血氣營衛之盛衰及運行之通利與否有關。

四十六難曰：老人臥而不寐[1]，少壯寐而不寤[1]者，何也？

然，經言少壯者，血氣盛，肌肉滑，氣道通，榮衛之行不失於常，故晝日精[2]，夜不寤。老人血氣衰，肌[3]肉不滑，榮衛之道濇，故晝日不能精，夜不得寐也。故知老人不得寐也。

〔1〕寐寤　“寐”寢也，入睡。“寤”覺醒。《詩·關雎》：“寤寐求之”毛傳：“寤，覺也。寐，寢也。”

〔2〕精　精神爽朗。《文選·文賦》：“精騖八極”李善注：“精，神爽也。”

〔3〕肌　原作“氣”。據《句解》《本義》《集覽》等諸本改，與上文“肌肉滑”相應。

四十七難

提要：本難討論人的臉面爲什麽能耐受寒冷的問題。指出其原因主要是由於頭面爲諸陽脈之會的緣故。

四十七難曰：人面獨能耐[1]寒者，何也？

然，人[2]頭者，諸陽之會[3]也。諸陰脈皆至頸[4]、胸中而還[5]，獨諸陽脈皆上至頭耳，故令面耐寒也[6]。

〔1〕獨能耐　《太平御覽·卷三百六十五人事部·面》引《八十一問》“能”下無“耐”字。按，“能”通“耐”。但本難後文“故令面耐寒也”，亦作“耐”，

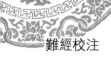

則"能耐"之"能"應爲副詞,作"能够"解。

〔2〕人 《太平御覽》引無。

〔3〕諸陽之會 《太平御覽》引"陽"下有"脈"字。"諸陽"指諸陽經經脈。

〔4〕頸 《太平御覽》引《八十一問》,此下有"項"字。

〔5〕胸中而還 《太平御覽》引作"不還上"。

〔6〕耐寒也 《太平御覽·卷三百六十五人事部·面》引作"能寒耳"。

按語:根據十二經脈的運行情況,手三陽經,從手至頭;足三陽經,從頭走足。六陽經均上至頭面。督脈上至風府,入屬於腦,故頭爲諸陽之會。本難以此解釋人面獨能耐寒的問題。但十二經氣血流注,六陰經通過支脈經別絡脈等,亦有上行至頭面者。如《靈樞·經脈》:"心手少陰之脈……上挾咽,系目系。""肝足厥陰之脈……上入頏顙,連目系,上出額,與督脈會於巔。其支者,從目系,下頰裏,環唇內。""手少陰之別……系舌本,屬目系。"《靈樞·經別》:"手少陰之正……走喉嚨,出於面。"等等《靈樞·邪氣藏府病形》更明確指出:"十二經脈三百六十五絡,其血氣皆上於面而走空竅……其氣之津液,皆上於面,而皮又厚,其肉堅,故天氣甚寒,不能勝之也。"由此可見,人面獨能耐寒與十二經氣血均有關係,只是其中與陽經關係尤爲密切而已。

四十八難

提要:本難從病人的脈象、病證、診候等三個方面舉例說明如何辨別疾病虛實的問題。

四十八難曰:人有三虛三實,何謂也?

然,有脈之虛實,有病之虛實,有診[1]之虛實也。脈之虛實者,濡者[2]爲虛,緊[3]牢者爲實。病之虛實者,出者〔4〕爲虛，入者〔4〕爲實；言者爲虛，不言者爲實；緩者〔5〕爲虛，急者〔5〕爲實。診之虛實者，濡者爲虛，牢者爲實〔6〕；癢者爲虛，痛者爲實；外痛內快〔7〕，爲外實內虛；內痛外快〔7〕，爲內實外虛。故曰虛實也。

〔1〕診　指證候。《素問·風論》："願聞其診。"王冰注："診，謂可言之證。"即指病人主訴之證。《漢書藝文志·序》："原診以知政。"顏注："謂視其脈及色候也。"

〔2〕濡者　《集韻·獮韻》："濡，柔也。"與"軟""耎"并同。參見四難"按之濡"注。言脈軟弱，與脈緊牢者正相反。

〔3〕緊《脈經》無。

〔4〕出者　入者　有多種解釋。主要有：一、指疾病發生的由來。如滑壽云："出者爲虛，是五臟自病，由內而之外，東垣家所謂內傷是也。入者爲實，是五邪所傷，由外而之內，東垣家所謂外傷是也。"二、指精氣外泄與邪氣內入。如徐大椿曰："出謂精氣外耗，如汗吐下之類。凡從內出者皆是。入謂邪氣內結，如感受風寒暑濕等邪及食積之類，凡從外入者皆是。"此二說并通。

〔5〕緩者　急者　有多種解釋。主要有：一、指皮膚筋肉之緩急。如《集注》楊注云："皮肉寬緩，皮膚滿急也。"第十三難："脈急，尺之皮膚亦急，脈緩尺之皮膚亦緩。"二、指起病緩急。如徐大椿曰："緩，病來遲也……急，病來驟也。"按，此二說并通。惟前一說與後文"濡者""牢者"意義相似而重，姑從後一說。

〔6〕濡者爲虛，牢者爲實《脈經》卷一第十、《千金》卷二十八第八并無"濡者"八字。滑壽云："謝氏以爲衍文。"徐大椿曰："疑因上文重出。"按"濡"爲虛軟。"牢"爲堅實。除指上文所述脈之濡牢外，還可以解爲醫生作腹部等處按診時，手下的感覺，如《集注》楊注曰："皮膚濡緩也。""皮肉牢強也。"又如本書第十六難"按之牢若痛"。此外還可解作針刺時針下的感覺。見

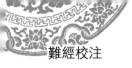

七十九難:"所謂實之與虛者,牢濡之意也。氣來實牢者爲得,濡虛者爲失。"可參閱該難注〔4〕。據此,謝氏衍文之説,似不可從。

〔7〕快　輕快舒適的感覺,與疼痛不舒相對而言。

按語:本難討論脈之虛實、病之虛實、診之虛實,是通過切診、問診、望診、聞診等方法,對病人的主訴證狀和臨床表現,進行對比而言的,爲虛實辨證明示要領。但臨床所見,病人的證候往往並非單一,病機亦常複雜多變。如有虛中夾實,實中夾虛,由實轉虛,由虛轉實,真虛假實,真實假虛等。臨診中,醫者必須對各種症候進行綜合分析,方能作出正確判斷。

四十九難

提要:本難從發病原因,論述"正經自病"與"五邪所傷"兩類疾病之區別。並舉心病爲例,從五色、五臭、五味、五聲、五液的變化,結合脈象和其他症候表現,討論五邪入臟的一般規律。

四十九難曰:有正經〔1〕自病,有五邪所傷,何以別之?

然,經言〔2〕憂愁思慮則傷心,形寒飲冷則傷肺,恚怒〔3〕氣逆上而不下則傷肝,飲食勞倦則傷脾,久坐濕地,強力入水〔4〕則傷腎。是正經之自病也。

〔1〕正經　即十二經脈。與奇經相對而言,故曰正經。十二經内屬於臟腑,此處正經乃指五臟。

〔2〕經言　《本義》、《集覽》本并無。

〔3〕恚怒　同義複詞,恚亦怒的意思。《廣雅·釋詁二上》:"恚,怒也。"

〔4〕強力入水　"強力"強用其力,如舉負過重,強力入房等。"入水",復入於水。如涉水淋雨等。

何謂五邪?

然,有中〔1〕風,有傷暑,有飲食勞倦,有傷寒,有中〔1〕

濕,此之謂五邪。

假令心病,何以知中風得之?

然,其色當赤。何以言之? 肝主色。自入爲青,入心爲赤,入脾爲黄,入肺爲白,入腎爲黑。肝邪入心[2],故知當赤色也。其病身熱,脇下滿痛,其脈浮大而絃[3]。

何以知傷暑得之?

然,當惡焦臭[4]。何以言之? 心主臭。自入爲焦臭,入脾爲香臭,入肝爲臊臭,入腎爲腐臭,入肺爲腥臭。故知心病傷暑得之也,當惡焦臭[4]。其病身熱而煩,心痛,其脈浮大而散。

何以知飲食勞倦得之?

然,當喜苦味也。虚爲不欲食,實爲欲食[5]。何以言之? 脾主味。入肝爲酸,入心爲苦,入肺爲辛,入腎爲鹹,自入爲甘。故知脾邪入心爲喜苦味也。其病身熱而體重,嗜臥,四肢不收,其脈浮大而緩。

何以知傷寒得之?

然,當譫言妄語。何以言之? 肺主聲。入肝爲呼,入心爲言,入脾爲歌,入腎爲呻,自入爲哭。故知肺邪入心爲譫言妄語也。其病身熱,灑灑惡寒,甚則喘咳,其脈浮大而濇。

何以知中濕得之?

然,當喜汗出不可止。何以言之? 腎主液[6]。入肝爲泣,入心爲汗,入脾爲涎[7],入肺爲涕,自入爲唾。故知腎邪入心爲汗出不可止也。其病身熱而小腹痛,足脛寒而逆,其脈沉濡而大。

此五邪之法也。

〔1〕中(zhòng 众)《淮南子·原道》高注:"中,傷也。"《素問·調經論》:"無中其經,無傷其絡。""中"與"傷"互文。

〔2〕肝邪入心　原作"脾爲心邪",文義難解。律以下文"脾邪入心"、"肺邪入心"、"腎邪入心"文例,當作"肝邪入心"爲是。《針灸大成》卷一引《難經》亦作"肝邪入心"。今改正。

〔3〕絃　《句解》、《本義》、《集覽》本并作"弦"。按"絃"、"弦"古通。《集韻·先韻》:"絃,通弦。"

〔4〕焦臭　"焦"字原脱,按上下文例,及《難經古義》補。

〔5〕虛爲不欲食,實爲欲食　滑壽云,"虛爲不欲食,實爲欲食兩句,於上下文無所發,疑錯簡衍文也。"

〔6〕液　原誤作"濕"。《集覽》本作"液",《集注》丁德用曰:"腎主水,水化五液也。"是丁注所據本亦作"液"。又四十難云:"肝主色,心主臭,脾主味,肺主聲,腎主液。"三十四難云:"《十變》言,五藏所主色、臭、味、聲、液。"并作"液"。作"液"爲是。今據改。

〔7〕涎　原誤作"液"。《句解》、《本義》、《集覽》本并作"涎"。按《集注》虞曰:"土失水妻,妻從夫,則生涎也。"是虞注所據本亦作"涎"。又本書三十四難云:"脾色黃……其液涎。"作"涎"爲是。據諸本改。

按語:對"正經自病"和"五邪所傷",歷代醫家理解不一,主要有三種意見:一、"正經自病"屬內傷,"五邪所傷"屬外感。如呂廣注正經自病:"此皆從其藏內自發病,不從外來也。"其在注五邪所傷時則云:"此五病從外來也。"滑壽亦云:"此本經自病者,病由內作,非外邪之干,所謂內傷者也……此五(邪)者,邪由外至,所謂外傷者也。"按,對照原文,此說不盡相符合。如正經自病中之"形寒飲冷""久坐濕地"均屬外邪。而"飲食勞倦"則兩者并有之,就很難嚴格區分其爲內傷抑爲外感。二、"正經自病"係本臟自傷,"五邪所傷"是五臟之邪相互賊傷。如徐大椿曰:"正經,本經也。五邪,謂五臟之邪互相賊也。"按,"五臟之邪"即"中風爲肝邪""傷暑爲心邪"等。"肝邪入心"爲五臟邪互相賊。此説合原文意。三、認爲原文有誤。如張山雷云:"此必傳寫以來,幾經訛誤。或者妄人又有竄改,決非周秦舊本。"細查原文對"正經自病"闡述頗爲明確,説明病因不同,其所傷之臟各異,五臟各自受病,故謂之"正經自病"。至於"五邪所傷"則情況較爲複雜。故特舉心病爲例,作了具體説明。今據原文内容列表於後:

正經自病		恚怒氣逆上而不下	憂愁思慮	飲食勞倦	形寒飲冷	久坐濕地強力入水
		傷肝	傷心	傷脾	傷肺	傷腎
五邪		中風(肝邪)	傷暑(心邪)	飲食勞倦(脾邪)	傷寒(肺邪)	中濕(腎邪)
五臟所主		主色	主臭	主味	主聲	主液
五邪所傷	入肝	(自入)青	臊	酸	呼	泣
	入脾	黄	香	(自入)甘	歌	涎
	入肺	白	腥	辛	(自入)哭	涕
	入腎	黑	腐	鹹	呻	(自入)唾
	五邪入心	赤	(自入)焦	苦	言	汗
	其病	身熱脇下滿痛	身熱而煩心痛	身熱体重嗜臥四肢不收	身熱灑灑惡寒甚則喘甚	身熱汗出不止腹痛足脛寒而逆
	其脈	浮大而弦	浮大而散	浮大而緩	浮大而濇	沉濡而大

由表中可見"五邪所傷"有如下特點:一、五邪分別與五臟相通。如中風爲"肝邪","傷寒"爲肺邪等。二、分屬五臟之邪,

不論入侵本臟或他臟,均稱爲"五邪所傷"。凡侵入本臟爲"自入"。如"暑"爲心邪,心病傷暑得之爲"心邪自入"。"中風"爲肝邪,心病中風得之爲"肝邪入心"。"傷寒"爲肺邪,心病傷寒得之爲肺邪入心。餘類推。三、心受五邪所傷,其所表現的症候有兩個特點。其一是都有發熱的症狀。說明五邪所傷主要是外感發熱類疾病。其二,所有病候多與病邪所通之臟腑經絡有關。如中風爲肝邪,其病見脇下滿痛,脈弦等肝臟肝經的症候。傷寒爲肺邪,其病見灑灑惡寒,甚則喘咳等肺臟肺經症候。其他傷暑爲心邪,飲食勞倦爲脾邪,中濕爲腎邪,他們入心的症候也分別與心、脾、腎有關。

本難所提出的色、臭、味、聲、液等異常變化,與内臟病情有關的理論,從總的方面啟示臨床辨證時,須注意這些方面的症候表現,對診斷疾病有一定指導意義。但由於各人體質不同,受邪條件各異,同一外邪傷人,情況亦種種不同。受邪發病後,更是複雜多變。決不可斷言"當惡焦臭""當喜苦味"……凡此種種主要是根據五行學說推理而來,學者不可拘執。

五十難

提要:本難進一步用五行生克的關係闡述五邪,即虛邪、實邪、賊邪、微邪與正邪。

五十難曰:病有虛邪,有實邪,有賊邪,有微邪,有正邪,何以別之?

然,從後來者爲虛邪,從前來者爲實邪[1],從所不勝來者爲賊邪,從所勝來者爲微邪[2],自病者爲正邪。何以言之? 假令心病,中風得之爲虛邪,傷暑得之爲正邪,飲食勞倦得之爲實邪,傷寒得之爲微邪,中濕得之爲賊邪。

〔1〕從後來者爲虛邪,從前來者爲實邪　根據五臟五行相生的次序:肝(木)→心(火)→脾(土)→肺(金)→腎(水)→肝(木)。"從後來者"指生我之臟。"從前來者"指我生之臟。以心爲例,生心火者爲肝木,中風爲"肝邪",是從後來,故心病中風得之爲虛邪。心火生脾土,飲食勞倦爲"脾邪"。是從前來者,故心病飲食勞倦得之爲實邪。

〔2〕從所不勝來者爲賊邪,從所勝來者爲微邪　根據五臟五行相克的次序:肝(木)→脾(土)→腎(水)→心(火)→肺(金)→肝(木)。"所不勝"指克我之臟。"所勝"指我克之臟。以心病爲例,克心火者腎水,中濕爲"腎邪",是從所不勝來者,故心病中濕得之爲賊邪。心火克肺金,傷寒爲"肺邪",是從所勝來者。故心病傷寒得之爲微邪。

五十一難

提要:本難運用陰陽之理,根據病人的欲寒、欲溫、欲見人與不欲見人等情況,作爲區別臟病與腑病的診斷方法。

五十一難曰:病有欲得溫者,有欲得寒者,有欲得見人者,有不欲得見人者,而各不同,病在何藏府也?

然,病欲得寒,而欲見人者,病在府也;病欲得溫,而不欲得〔1〕見人者,病在藏也。何以言之? 府者陽也,陽病欲得寒,又欲見人;藏者陰也,陰病欲得溫,又欲閉户獨處,惡聞人聲。故以別知〔2〕藏府之病也。

〔1〕得　《本義》、《集覽》本并無。

〔2〕知　《句解》作"其"。

按語:關於欲見人、不欲見人的問題。《素問·陽明脈解篇》云:"足陽明之脈病,惡人與火。"《靈樞·經脈》云:"足陽明之脈……病至則惡人與火……獨閉户塞牗而處。"足陽明之脈屬胃府,病而惡人與火。其中"惡火"與本難之"病欲得寒,病在府也"
是一致的。但"惡人"則與本難之"欲見人者,病在府"適得其反。
可見欲見人與否,均有病在府者。臨床辨證不可僅憑某一見證,
便下結論。

五十二難

提要:本難根據臟腑的陰陽屬性和陽動陰静的性質,以區別
腹内結塊之屬臟屬腑。

五十二難曰:府藏發病,根本[1]等不?

然:不等也。

其不等奈何?

然:藏病者,止而不移,其病不離其處;府病者,彷彿
賁響[2],上下行流,居處無常。故以此知藏府根本不同也。

〔1〕根本　謂始末起止。《廣雅·釋詁一》:"本、根,始也。"《廣韻·混
韻》:"本,木末。"《左傳·莊公六年傳》:"不知其本,不謀。"陸德明注:"本,本
末終始也。"

〔2〕賁響　氣奔走有聲。《漢書·百官公卿表上》"衛士旅賁"顏師古注:
"賁與奔同。"

按語:本難對臟病、腑病的描述,主要指積聚之類的疾病。但
問句中未見提出,疑有闕文。孫鼎宜曰:"府藏二字,當作積聚,涉
下文誤。不然,答詞僅就積聚言,與問詞掛漏。"此説有理。本難
應與第五十五難相參閱。

五十三難

提要:本難運用五行相生相克的理論,以解釋五臟疾病的傳
變規律及預後等問題。指出傳其所勝者死,傳其所生者生。

五十三難曰:經言七傳[1]者死,間藏[2]者生。何謂也?

然,七[3]傳者,傳其所勝也;間藏者,傳其子也。何以言之?假令心病傳肺[4],肺傳肝,肝傳脾,脾傳腎,腎傳心,一藏不再傷[5],故言[6]七傳者死也。間藏者,傳其所生也[7]。假令心病傳脾,脾傳肺,肺傳腎,腎傳肝,肝傳心,是母子[8]相傳,竟[9]而復始,如環無端,故言生也。

〔1〕七傳 呂廣曰:"七當爲次字之誤。此下有間字,即知上當爲次。"莫文泉曰:"七、次聲之誤也。"按,"七"古與"次"通。漢·劉向《列女傳》有"魯漆室女"。《後漢書·盧植傳》:"漆室有倚楹之戚。"《後漢書·郡國志》"東海郡,蘭陵有次室亭。"劉昭注《地道記》曰故魯次室邑。《列女傳》漆室之女或作次室。"《説文·欠部》"次"段注:"次,讀如漆。是以魯漆室之女,或作次室。"是"漆"亦作"次"。又"漆"亦假作"七"。《説文·桼部》段注:"桼,今字作漆……漢人多假桼爲七字。《史記》:六律、五聲、八音、來始,來始正桼始之誤。《尚書大傳》、《漢律曆志》皆作七始。"是"桼"、"漆"、"七"、"次"爲同聲通假。據此,"七傳"即"次傳",依次相傳之意。《靈樞·病傳》:"諸病以相傳,如是者,皆有死期,不可刺也。間一藏及二、三、四藏者,乃可刺也。"王冰注:"夫以五行相傳爲紀,以不勝之數,傳予所勝者,謂火傳於金……金傳於木……木傳於土……土傳於水……水傳於火。"可見"以次相傳"即傳於所勝。與本難"七傳者,傳其所勝"内容相同。"以次相傳""皆有死期"與本難"七傳者死也"亦完全一致。可作爲"七傳"即"次傳"的佐證。(見注〔2〕示意圖)

〔2〕間藏 《玉函經》卷上崔嘉彥注引《難經》"藏"作"傳"。"間",間隔。《素問·瘧論》:"其間一日而作者"王冰注:"間日謂隔日。"五臟按五行相勝之次序排列,則依次爲相克之臟,間隔一臟或二臟爲相生之臟。故曰間藏。見下示意圖。

〔3〕七 《類説》卷三十七引《難經》無。

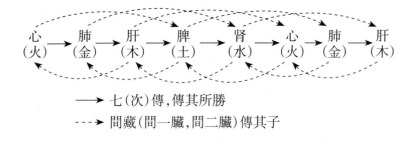

──────▶ 七(次)傳,傳其所勝

- - - - ▶ 間藏(間一藏,間二藏)傳其子

〔4〕傳肺 《類説》引"傳"下有"於"字。下"傳肝""傳脾""傳腎""傳心"同。

〔5〕傷 《類説》引、《脈理玄微、生死歌訣》注引并作"傳"。

〔6〕故言 《類説》引"故"下無"言"字。

〔7〕間藏者,傳其所生也 《本義》本無。

〔8〕母子 《句解》本、《類説》引、《脈理玄微、生死歌訣》引"子"下并有"自"字。《句解》、《本義》、《集覽》本、《類説》引"母子"并作"子母"。

〔9〕竟 《集覽》《評林》《圖注》本并作"周"。"竟"猶盡也。《説文·音部》"竟,樂曲盡爲竟。"段注:"引伸之,凡事之所止,土地之所止,皆曰竟。"

按語:本難以五行理論推論五臟疾病的預後。凡以相克關係相傳者死,以相生關係相傳者生。説明了疾病的傳變和發展,具有規律性,並可據以預測其預後。但臨床所見,疾病複雜多樣,決定其預後轉歸的因素是多方面的。如疾病的性質、病勢的輕重、機體的情況、醫療的條件等等,決不能單憑相生相克的傳變關係,作爲判斷預後的唯一根據。

五十四難

提要:本難運用五行生克理論,討論臟病、腑病的傳變及預後的問題。臟病傳其所勝,故難治。腑病傳其所生,故易治。

五十四難曰:藏病難治,府病易治,何謂也?

然,藏病所以難治者,傳其所勝也;府病易治者,傳其子也。與七傳、間藏同法也。

按語:本難言"藏病所以難治者,傳其所勝也"。但本書第五十三難有藏病"間藏者生……間藏者,傳其子也。"可見臟病亦有傳其所生者。又本書第十難有"膀胱邪干小腸也。"膀胱屬水,小腸屬火,水克火。是腑病亦有傳其所勝者。因此本難"臟病傳其所勝,腑病傳其所生"的規律,不能絕對化。臨床所見,確有臟病較爲難治,腑病較爲易治的情況,但也只是據其一般多數而言。臟病亦有易治,腑病也不乏難治者。判斷預後,必須根據具體情況而定。

五十五難

提要:本難討論臟腑積聚疾病的診斷。運用陰陽動靜的道理,根據疼痛和腫塊所在部位的固定與流動,作爲診斷積、聚的主要依據,以區別病變在臟在腑。

五十五難曰:病有積有聚,何以別之?

然,積者,陰氣也;聚者,陽氣也。故陰沉而伏,陽浮而動。氣[1]之所積名曰積,氣之所聚名曰聚。故積者,五藏所生;聚者,六府所成也。積者陰氣也,其始發[2]有常處,其痛[3]不離其部,上下有所終始,左右有所窮處[4]。聚者陽氣也,其始發無根本,上下無所留止,其痛無常[5]處,謂之聚。故以是別知積聚也。

〔1〕氣 此爲"陰氣",指精、血、津液等。或疑爲"血"字之誤。如張山雷云:"竊謂氣字當作血字。雖本節陰氣、陽氣皆以氣言,其實積聚爲病,輕者但在氣分,重者必及血分……意者,古人本作血之所積,氣之所聚。而傳寫者誤之,亦正難言。"《集注》楊注云:"積,蓋(疑爲蓄字,下同)也。言血

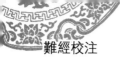

脈不行,積蓋而成病也。"原文既明言"積"爲"陰氣","聚"爲"陽氣",雖同爲"氣",而内涵不同。張氏未察,故有疑誤之説。

〔2〕發 《句解》無。

〔3〕痛 《千金》卷十一第五林校云:一作"病"。

〔4〕上下有所終始,左右有所窮處 《病源·積聚候》"上下"十二字作"故上下有所窮已"。《千金》"處"作"已"。《闡注》本"窮處"下有"謂之積"三字。與下文"謂之聚"相對。

〔5〕常 《聖濟總録》卷九十四寒疝積聚作"定"。按,"常"與"定"義同。

按語:本難與五十二難内容相承接。積聚是指腹内結塊疼痛的一類病證。所述積與聚的症狀特點,頗似後世所稱的癥瘕。如《病源·癥瘕病諸候》:"其病不動者,直名爲癥。若雖有結瘕,而可推移者,名曰癥瘕。瘕者假也,爲虚假可動也。"

五十六難

提要:本難討論五臟積病的問題。對五臟積的名稱、得病原因、發病部位、積的形態和繼發病證等,作了系統的闡述,並以五行生克理論,推斷其發病的季節時日及有關内臟的傳變規律,突出了旺者不受邪的論點。指出積病多經年累月,留結而成。

五十六難曰:五藏之積,各有名乎?以何月何日得之?

然,肝之積名曰肥氣,在左脇下,如覆杯〔1〕,有頭足〔2〕。久不愈,令人發咳逆〔3〕、痎〔4〕瘧,連歲〔5〕不已。以季夏戊己日得之。何以言之?肺病傳於肝,肝當傳脾,脾季夏適王,王者〔6〕不受邪,肝復欲還肺,肺不肯受〔7〕,故留結爲積,故知肥氣以季夏戊己日〔8〕得之。

〔1〕杯 《醫心方》卷十治積聚方第一引《醫門方》作"坏"。《説文·土部》:"坏,丘一成者也。一曰瓦未燒。"

〔2〕有頭足 《脈經》卷六第一、《甲乙》卷八第二、《千金》卷十一第一引"足"下并有"如龜鱉狀"四字。原文疑脱。

〔3〕咳逆 《病源》卷十九積聚候、《聖惠方》卷四十八治肝積氣諸方并無。

〔4〕瘧 《脈經》卷六第一作"痎"。"瘧"與"痎"同。《説文·疒部》:"痎，二日一發瘧也。"《太素》卷二十五楊注:"有云二日一發名痎瘧。"

〔5〕歲 《脈經》、《甲乙》卷八第二引、《病源》卷十九積聚候、《千金》卷十一第一"歲"下并有"月"字。

〔6〕脾季夏適王，王者 《脈經》、《千金》并作"脾適以季夏王，王者"。《甲乙》引作"脾以季夏王"。下文"心之積""脾之積""肺之積""腎之積"各條并同此例。"季夏"，農曆六月。《禮記·明堂位》:"季夏六月。"

〔7〕肝復欲還肺，肺不肯受 《甲乙》無。下文"心之積""脾之積""肺之積""腎之積"各條并同此例。

〔8〕戊己日 《聖惠方》卷四十八治肝積聚諸方無。以下"心之積"、"脾之積"、"肺之積"、"腎之積"各條并同此例。

　　心之積名曰伏梁，起齊上，大如臂，上至心下〔1〕。久不愈，令人病煩心〔2〕。以秋庚辛日得之。何以言之？腎病傳心，心當傳肺，肺以秋適王，王者不受邪，心復欲還腎，腎不肯受，故留結爲積，故知伏梁以秋庚辛日得之。

〔1〕大如臂，上至心下 《脈經》卷六第三、《甲乙》卷八第二引、《千金》卷十三第一，兩句并互倒。《脈經》、《千金》"心"下并無"下"字。《病源》卷十九積聚候無"大"字。

〔2〕病煩心 《句解》、《東垣試效方》卷二五積門引《難經》并無"病"字。《脈經》、《甲乙》、《千金》"心"下并有"心痛"二字。

　　脾之積名曰痞氣，在胃脘〔1〕，覆大如盤。久不愈，令人四肢不收，發〔2〕黃疸，飲食不爲肌膚。以冬壬癸日得之。

何以言之？肝病傳脾，脾當傳腎，腎以冬適王，王者不受邪，脾復欲還肝，肝不肯受，故留結爲積，故知痞氣以冬壬癸日得之。

〔1〕脘：(guǎn 管)《脈經》卷六第五、《千金》卷十五第一、《聖惠方》卷四十八治脾積氣諸方，并作"管"。"脘""管"音同而通。

〔2〕發　《脈經》、《千金》并無。《聖濟總錄》卷七十一痞氣"發"下有"爲"字。

肺之積名曰息賁，在右脅下，覆大如杯。久不已，令人洒淅[1]寒熱[2]，喘咳[3]，發肺癰[4]。以春甲乙日得之。何以言之？心病傳肺，肺當傳肝，肝以春適王，王者不受邪，肺復欲還心，心不肯受，故留結爲積。故知息賁以春甲乙日得之。

〔1〕洒淅　《脈經》卷六第七、《甲乙》卷八第二引、《千金》卷十七第一并作"洒洒"。"洒淅"，寒冷貌。《素問·刺瘧論》："洒淅寒甚。"

〔2〕寒熱　《甲乙》引作"惡寒"。

〔3〕喘咳　《甲乙》、《千金》"喘咳"上并有"氣逆"二字。

〔4〕癰　《脈經》、《甲乙》引、《病源》卷十九積聚候并作"癰"。《千金》作"癰"。按"癰""癰""癰"并通。《釋名·釋疾病》："癰，壅也。"一本作"癰，壅也。"

腎之積名曰賁豚[1]，發於少腹[2]，上至心下，若豚狀，或上或下[3]無時。久不已，令人喘逆，骨痿，少氣。以夏丙丁日得之。何以言之？脾病傳腎，腎當傳心，心以夏適王，王者不受邪，腎復欲還脾，脾不肯受，故留結爲積，故知賁豚以夏丙丁日得之。

此是五積之要法也。

〔1〕賁豚　《脈經》卷六第九、《千金》卷十九第一"賁"并作"奔"。《甲

乙》卷八第二引《難經》“豚”作“肫”。《聖惠方》卷四十八治腎積氣諸方作“奔㹠”。按“賁”通“奔”。豚、肫通。《集韻·魂韻》:“豚,通作肫。”“豚”,小豬。《説文·豚部》:“䐁,小豕也。篆文從肉豕。”是“䐁”即“豚”。

〔2〕少腹 《甲乙》卷八第二引無“少”字。“聖惠方”作“小腹”。

〔3〕若豚狀,或上或下 《脈經》卷六第九、《千金》卷十九第一并作“如豚奔走之狀,上下”。

按語:一、以上五積之名亦見於《靈樞·邪氣藏府病形》、《靈樞·經筋》、《素問·腹中論》、《素問·奇病論》等篇。其所描述的症狀,不僅與本難不盡相同,即《内經》各篇亦互有差異。可見古代對疾病命名,並不統一。此或與年代、地區等不同有關。

二、五臟之積的部位都在腹部。其中肝之積在左脇下,肺之積在右脇下,乃根據五行方位而定。令人面南而立,則左爲東方,屬木,爲肝所主。右爲西方,屬金,爲肺所主。如本書第四十難云“肺者,西方金也”,第四十一難云“肝者,東方木也”可證。《素問·刺禁論》云:“肝生於左,肺藏於右。”王冰注曰:“肝象木,旺於春,春陽發生,故生於左也。肺象金,旺於秋,秋陰收殺,故藏於右也。”可見肝左肺右之説,並非指臟器之解剖位置而言。

三、五臟積之形成,因素較爲複雜,有因人體本身的條件,有因外邪之侵入和飲食、起居情志以及周圍環境的影響等。對五臟積發生之時日,不可作肯定的規律性的預測。本難以五行生尅之理,推測某季某日得某臟之積,難與實際相符。“肝復欲還肺,肺不肯受”云云,乃借以圓説而已,不可憑信。但“王者不受邪”句,説明强壯者不病,虚損處受邪,有一定意義,不僅積病如此,且亦適用於其他疾病。

五十七難

提要：本難叙述胃泄、脾泄、大腸泄、小腸泄、大瘕泄等五種泄的名稱及其症狀特點。

五十七難曰：泄凡有幾，皆有名不？

然，泄凡有五，其名不同。有胃泄，有脾泄，有大腸泄，有小腸泄，有大瘕泄，名曰後重。

胃泄者，飲食不化，色黄。

脾泄者，腹脹滿，泄注[1]，食即嘔吐逆。

大腸泄者，食已窘[2]迫，大便色白，腸鳴切痛[3]。

小腸泄者，溲而便膿血，少腹痛。

大瘕泄者，裏急後重，數至圊而不能便，莖中痛[4]。

此五泄之法[5]也。

〔1〕泄注　水瀉。《説文·水部》：“注，灌也。”形容瀉下如水之灌注。

〔2〕窘　《廣韻·軫韻》：“窘，急迫也。”

〔3〕切痛　痛如刀切。《集注》楊注：“切者，言痛如刀切其腸之狀也。”《靈樞·癲狂》：“腸若將以刀切之。”

〔4〕莖中痛　“莖”疑爲“腹”字之誤。蓋驗之實際，泄而裏急後重者，多兼腹痛，而莖中痛則不多見。《集注》丁德用曰：“裏急者腸中痛。”當亦有鑒於此。

〔5〕法　《句解》、《本義》、《集覽》本并作“要法”。

按語：本難所描述五泄的症狀，包括水穀不化之便泄水瀉，及便膿血、裏急後重之痢疾等多種病證。其中大腸泄頗似《病源》卷十七之“白滯痢疾”。該文云：“白滯痢疾者，腸虛而冷氣客之，搏於腸間，津液凝滯成白，故爲白滯痢也。”供參考。

五十八難

提要:本難内容有三:一、論述中風、傷寒、濕温、熱病、温病等五種傷寒的典型脈象。二、傷寒汗、下治法之宜忌。三、皮、肌、骨三種寒熱病的主要症候。

五十八難曰:傷寒有幾,其脈有變不?

然,傷寒有五:有中風,有傷寒,有濕温,有熱病,有温病,其所苦各不同。

中風之脈,陽[1]浮而滑,陰[1]濡而弱。濕温之脈,陽濡[2]而弱,陰小而急。傷寒之脈,陰陽俱盛而緊濇。熱病之脈,陰陽俱浮。浮之而滑[3],沉之而散濇[4],温病之脈。行在諸經,不知何經之動也,各隨其經所在而取之。

〔1〕陽 陰 "陽"指寸部脈。"陰"指尺部脈。下同。本書第二難云:"從關至尺是尺内,陰之所治也。從關至魚際是寸内,陽之所治也。"第三難云:"關之前者,陽之動也,關之後者,陰之動也。"又,對"陰""陽"兩字的解釋,亦有指脈位之深淺者。脈在淺表爲陽,脈在深部爲陰。但本難後文有"熱病之脈,陰陽俱浮",則以浮沉分陰陽之説,在這裏就難以説通,故不從。

〔2〕濡 《本義》本作"浮"。

〔3〕浮之而滑 "而"字原缺。《句解》、《本義》、《集覽》本"之"下并有"而"字。《集注》丁德用曰:"浮之而滑者,輕手按之而滑。"是丁注所據本亦有"而"字。今據補。

〔4〕沉之而散濇 "而"字原缺。丁注曰"沉之而散濇者,沉手而按之而散濇。"是丁注所據本有"而"字。今補,與"浮之"句相對應。"濇"字疑衍。蓋濇與滑相反,不能同時出現。丹波元胤:"濇字恐衍……滑濇相反,無併見之理。"

按語:一、本難所述"傷寒有五"與《素問·熱論》"今夫熱病

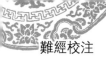

者,皆傷寒之類也"概念相同。《素問》云:"人之傷於寒也,則爲病熱。""凡病傷寒而成溫者,先夏至日者爲病溫,後夏至日者爲病暑。"可見,"傷寒"實爲多種外感熱病之總稱。由於"所苦各不同"和發病季節不一,而有中風、傷寒、濕溫、熱病、溫病之分。五者之中,"傷寒"與"中風""濕溫"等並列,當屬具體病名。與"傷寒有五"者概念不同,有廣義狹義之分。

二、原文僅舉各種傷寒之典型脈象,未及其他臨床證候。但臨床所見,由於患者體質不同,受邪情況亦不一致,因此脈象常不甚典型。加之在疾病過程中,隨着病情的發展,脈象亦往往有所變動。在臨診時必須隨時注意症候與脈象之動態變化,不可執一不化。

三、"浮之而滑,沉之而散澀"兩句疑是錯簡。理由是(一)原文中風、濕溫、傷寒、熱病均有陰陽脈象,獨溫病之脈,未列具體脈象,於體例不合。此處似有脫文。(二)熱病之脈,既云"陰陽俱浮",緊接以"浮之滑,沉之散澀",不僅內容有重複、矛盾,且與前三條中風、濕溫、傷寒等脈,文理亦不一致。(三)"行在諸經,不知何經之動,各隨其經所在而取之"三句語氣乃對以上五種疾病而言,並非專指溫病。根據以上分析,並從文字體例及醫理觀之,"浮之而滑,沉之而散澀"兩句,似應爲"溫病之脈"。今在"陰陽俱浮"及"溫病之脈"下各加句號。則文字雖不作改動而意義曉然。

傷寒有汗出而愈,下之而死者;有汗出而死,下之而愈者。何也?

然:陽虛陰盛[1],汗出而愈,下之而[2]死;陽盛陰虛[1],汗出而死,下之而愈。

〔1〕陽虛陰盛 陽盛陰虛 "陰盛"指寒邪盛,"陽盛"指熱邪盛。"陽虛"言陽氣不足,"陰虛"言陰津虛損。詳見本文按語。

〔2〕而　原作"即"。據《句解》改。與上下文例一致。

按語：對本難答語，部分注家提出疑問。如《集注》楊曰："此説反倒，於義不通，不可依用也。若反此行之，乃爲順爾。"虞氏曰："此經例義，必應傳寫誤也。"楊虞兩氏的意見，主要是對原文"陰""陽"字義未作進一步分析的緣故。《素問·通評虛實論》云："邪氣盛則實，精氣奪則虛。"本難所述邪氣果有寒熱陰陽之分；人的精氣，亦有表裏陰陽之別。外傷於寒邪，寒爲陰邪而陰盛。寒性收引，使陽氣過抑，不能敷布於表，則表陽不足，是爲陰盛陽虛。汗之，使腠理開發，衛陽布達於表，陰寒之邪消散。故汗之而愈。若反下之，則陽氣不達，寒邪不散，反傷其內，故死。另一種情況，如果寒邪化熱，熱邪內結，熱爲陽邪，是爲陽盛。陽熱熾盛，則陰津受灼，此爲陽盛陰虛，下之則內結之邪熱得以蕩滌，便可保全陰津。故下之而愈。仲景急下存陰，或鑒於此。若反汗之，則內結之邪熱，依然存在，可進一步傷陰；而汗爲津液所化，不應汗而汗之，徒使陰津耗傷，病進而死。《傷寒例》引本難文，並續之曰："桂枝下咽，陽盛則斃；承氣入胃，陰盛則亡。"進一步闡明了"汗出而死"和"下之即死"之理。

寒熱之病，候之如何也？

然：皮寒熱者，皮不可近席〔1〕，毛髮焦，鼻槁〔2〕，不得汗。肌寒熱者，皮膚痛〔3〕，唇舌槁，無汗。骨寒熱者，病無所安，汗注不休，齒本槁痛〔4〕。

〔1〕近席　《甲乙》卷八第一上"近"作"附"。《説文·辵部》："近，附也。"有貼近、附着之意。"席"假爲"蓆"。

〔2〕鼻槁　《甲乙》"槁"下有"臘"字。"槁"作"槁"。下同。按槁、槁同。乾燥也。《説文·木部》："槁，木枯也。"

〔3〕皮膚痛　按上下文理疑爲"肌痛"之誤。《靈樞·寒熱病》亦作"肌痛"。

〔4〕齒本槀痛　《句解》"槀"作"枯"。"齒本"即牙根。《禮記·少儀》："絕其本末"孔疏："本,根也。"

按語: 本難疑有脫文。皮、肉、脈、筋、骨分別爲五臟所主,在古醫籍中,此五者常相提並論。如本書第五難、第十四難、第二十四難等,均有明文。而本難僅有皮、肌、骨之寒熱,未有筋、脈兩項。故《集注》楊曰:"五藏六府皆有寒熱,此經惟出三狀,餘皆闕也。"

五十九難

提要: 本難描述狂病與癲病發作時的症狀,並據此以作爲兩者鑑別診斷。

五十九難曰:狂癲之病,何以別之?

然:狂[1]之始發,少臥而不饑[2],自高賢也,自辨智也,自貴倨也[3]。妄笑,好歌樂,妄行不休是也[4]。

癲疾始發,意不樂,直視僵仆[5]。其脈三部陰陽[6]俱盛是也。

〔1〕狂　《本義》本"狂"下有"疾"字。

〔2〕不饑　《太平御覽》卷七百三十九疾病部引《八十一問》作"少饑"。按:"饑"當作"飢"。《説文·食部》:"穀不熟爲饑。"又説:"飢,餓也。"段注云:"飢與饑分別,蓋本古訓,諸書通用者有之,轉寫錯亂者亦有之。"

〔3〕自高賢也,自辨智也,自貴倨也　《本義》"貴倨"作"倨貴"。《太平御覽》引"自高"十二字作"自賢自貴"。徐灝《説文解字注箋》"辨……古通作辯"。《廣雅·釋詁一》:"辯,慧也。""倨"傲慢不遜。《説文·人部》:"倨,不遜也。"

〔4〕妄笑,好歌樂,妄行不休是也　《太素·驚狂》此十一字作"喜罵詈,日夜不休"。《太平御覽》引無"歌"字。

〔5〕直視僵仆　《本義》作"僵仆直視"。"僵仆"突然倒下。"僵"是向後仰倒，仆是向前覆倒。《説文·人部》："僵，偃也。"《釋名·釋姿容》："仆，踣也。頓踣而前也。"《爾雅·釋言》："弊，踣也。債，僵也。"郝疏："然則僵仆皆顛頓之名。但細分之，仆是前覆，僵爲却偃……仰仆也卻偃之意。"

〔6〕三部陰陽　"三部"指寸關尺三部脈。"陰陽"指切脈沉取與浮取。

按語：一、本書第二十難有"重陽者狂，重陰者癲，脱陽者見鬼，脱陰者目盲。"十八字，滑壽認爲與該難文義不貫。"當是五十九難結句之文，錯簡在此。"參閱二十難按語。

二、癲狂均屬精神異常的疾患。癲屬陰而偏靜，狂屬陽而偏動。它們既可以是獨立的疾病，亦可以是見於熱性病及其他某些疾病的症候表現。本難所描述的癲疾發作情況，頗似後世所謂"癇病"。癇病卒倒後多見四肢抽搐，故"僵仆"不能解作僵死之狀。

六十難

提要：本難討論厥頭痛與真頭痛，厥心痛與真心痛的病因、病機、症狀鑑別及其預後。

六十難曰：頭心之病，有厥痛，有真痛，何謂也？

然，手三陽之脈[1]受風寒，伏留而不去[2]者，則名厥頭痛；入連在腦者，名真頭痛。其五藏氣相干[3]，名厥心痛；其痛甚，但在心，手足青者[4]，即名真心痛。其真[5]心痛者，旦發夕死，夕發旦死。

〔1〕手三陽之脈　《傷寒明理論》卷一頭痛第十一引作"三陽經"。

〔2〕去　《句解》作"行"。

〔3〕干　侵犯。《説文·干部》："干，犯也"。

〔4〕青者　《脈經》卷六第三、《千金》卷十三第一并作"清至節"。"青"，

青色也。

〔5〕真 《類説》卷三十七引《難經》此下有"頭"字。

按語：一、本難原文"手足青者"的"青"字有兩解：其一，"青"通"清"，冷也。如滑壽云："手足青之青，當作清，冷也。"其二，青指青色。如《難經經釋》徐大椿曰："寒邪犯君火之位，血色變也。"查《靈樞·厥病》有五種厥心痛，其中"肝心痛"有"色蒼蒼如死狀"，"肺心痛"有"色不變"，都是以色的變化作爲心痛鑑別診斷之依據。而六種厥頭痛中，都沒有提到色診。這説明頭痛與心痛在色澤變化方面是有所不同的。由於心主血脈，血脈凝滯而致心痛，則血絡及手足四末可呈現青色。《素問·經絡論》："凝泣則青黑。"《素問·舉痛論》："青黑爲痛。"可證。又《甲乙經》卷九第二在同一段原文中，真頭痛者，"手足寒至節"，真心痛者，"手足青至節"，正説明其不同之處。故"青"不同於"寒"。據此，"青"當作青色解。

二、本難末二句"其真心痛者，旦發夕死，夕發旦死。"《類説》引"真"下有"頭"字。滑壽亦認爲："真字下當欠一頭字，蓋闕文也。"按滑氏之意，則真心痛與真頭痛均旦發夕死，夕發旦死。但查《甲乙》卷九第二云："真頭痛，腦盡痛，手足寒至節，死不治"，"真心痛，手足青至節，心痛甚，旦發夕死，夕發旦死"。説明真頭痛與真心痛雖均預後不良，但兩者是有明顯區別的。在病情上，"手足青至節"較"手足寒至節"更爲嚴重。蓋青者必兼寒，而寒者不必青。證諸臨床，真心痛者較之真頭痛者死亡尤爲迅速。故"旦發夕死，夕發旦死"當專指真心痛而言。

六十一難

提要：本難論述望、聞、問、切四種診法的主要內容，及其診斷價值。

六十一難曰:經言望而知之謂之神,聞而知之謂之聖,問而知之謂之工,切脈而知之謂之巧。何謂也?

然,望而知之者,望見其五色,以知其病。聞而知之者,聞其五音[1],以別其病。問而知之者,問[2]其所欲五味,以知其病所起所在也。切脈而知之者,診其寸口,視其虛實,以知其病,病[3]在何藏府也。經言以外知之曰聖,以內知之曰神,此之謂也。

〔1〕五音　即角、徵、宮、商、羽。爲古代五聲音階中的五個音級。

〔2〕問　原誤作"聞"。《濯纓》本、《句解》、《本義》、《集覽》本并作"問"。據文義及上下文體例,作"問"是。據改。

〔3〕病　《集覽》本無。

按語:望、聞、問、切,合稱四診,是我國古代醫家在長期醫療實踐中,摸索總結出來的一套簡單而有效的診察方法。在《內經》中有頗爲豐富的論述。但如此明確地將四者並提,在現存文獻中,當以本文爲最早。

六十二難

提要:本難討論手足三陰經各有五俞穴,而手足三陽經各有六俞穴的問題。指出由於三焦行氣於六府陽經,故陽經除了井、滎、俞、經、合五俞穴外,多置一個"原穴"。

六十二難曰:藏井滎[1]有五,府獨有六者,何謂也?

然,府者陽也,三焦行於諸陽,故置一俞[2]名曰原。府有六者,亦與三焦共一氣也。

〔1〕井滎　"滎"原誤作"榮"。據《句解》《集覽》本《圖注》《俗解》、《靈·九針十二原》等改。以下"滎"字并同。"井滎"即井穴與滎穴。此處

代表五俞穴而言。五腧穴井、滎、俞、經、合是十二經脈分布在四肢肘膝關節以下的一些特定穴位。它們在治療上各有特點。參閱六十四難、六十八難文。

〔2〕俞　人身之穴位，亦稱"俞穴"、"腧穴"、"輸穴"。

按語: 井、滎、俞、經、合五俞穴是十二經脈在四肢肘膝關節以下臨床常用的重要穴位，向爲後世醫家所重視。許多針灸醫籍對此多有專題論述。如子午流注法的定時開穴，主要是取五俞穴。關於"原穴"可參閱第六十六難文。

六十三難

提要: 本難討論十二經脈皆以五俞穴中的井穴爲始的道理。指出井穴在方位屬東方，在季節屬春季，故象徵着萬物始生。

六十三難曰:《十變》言，五藏六府滎合，皆以井爲始者，何也?

然，井者東方春也。萬物之始生，諸蚑行喘息，蜎飛蠕動〔1〕，當生之物，莫不以春而生。故歲數始於春，日〔2〕數始於甲，故以井爲始也。

〔1〕蚑(qí　奇)行喘息，蜎飛蠕動　"蚑"泛指蟲豸。《集韻·支韻》:"蚑，蟲名。""蜎"蚊子的幼蟲，即孑孒。《爾雅·釋魚》"蜎"郭注:"一名孑孒。""蠕"同"蝡"。《集韻·獮韻》:"蝡，或作蠕。"《説文·虫部》:"蝡，動也。"兩句描寫春季各種蟲類都開始活動。

〔2〕日　《句解》、《集覽》本、《評林》、《圖注》并作"月"。

按語: 井穴爲十二經脈之始，本難對此作了專門論述。對後世醫家產生一定影響。如明代楊繼洲《針灸大成》卷五，就是討論井穴的專題篇章。其中詳細論述了十二經井穴的名稱、部位、主治病證以及針法、灸法等。臨床亦常用於急救及放血時取穴。

十二經井穴名稱參閱六十四難附表。

六十四難

提要:本難討論陰經與陽經井、滎、俞、經、合等五俞穴的五行屬性。並解釋其五行屬性所以各不相同的道理。

六十四難曰:《十變》又言,陰井木,陽井金;陰滎火,陽滎水;陰俞土,陽俞木;陰經金,陽經火;陰合水,陽合土。陰陽皆不同,其意何也?

然:是剛柔之事[1]也。陰井乙木,陽井庚金。陽井庚,庚者[2]乙之剛也;陰井乙,乙者[3]庚之柔也。乙爲木,故言陰井木也;庚爲金,故言陽井金也。餘皆放此[4]。

〔1〕剛柔之事 即陰陽相合之事。十天干中,甲丙戊庚壬屬陽爲剛,乙丁己辛癸屬陰爲柔。甲與己合,乙與庚合,丙與辛合,丁與壬合,戊與癸合。參閱三十三難注〔3〕附表。

〔2〕庚者 《集覽》本無"庚"字。"者"字連上句。

〔3〕乙者 《集覽》本無"乙"字。"者"字連上句。

〔4〕餘皆放此 《句解》作"餘效此也"。《佚存》本、《本義》、《集覽》本"放"并作"倣"。按"放""倣"古通。《漢書·禹貢傳》:"臣下亦相放效。"《廣雅·釋詁》:"放,效也。"

按語:本難以十天干的陰陽五行屬性解釋十二經脈中陰經與陽經井、滎、俞、經、合五俞穴不同的五行屬性。臨床可根據各俞穴的五行生克關係,選取穴位,進行針刺補瀉,以達到調治的目的。本難未說明各俞穴的具體名稱。茲據《靈樞·本輸》和本經六十六難原穴內容列表如下,以供參考。

	陽　經					
穴腧＼脈經	井	滎	俞	原	經	合
	金	水	木		火	土
手陽明大腸經	商陽	二間	三間	合谷	陽谿	曲池
足陽明胃經	厲兌	內庭	陷谷	衝陽	解谿	足三里
手太陽小腸經	少澤	前谷	後谿	腕骨	陽谷	小海
足太陽膀胱經	至陰	通谷	束骨	京骨	昆侖	委中
手少陽三焦經	關衝	液門	中渚	陽池	支溝	天井
足少陽膽經	竅陰	俠谿	臨泣	丘墟	陽輔	陽陵泉

	陰　經					
穴腧＼脈經	井	滎	俞	原	經	合
	木	火	土		金	水
手太陰肺經	少商	魚際	太淵	太淵	經渠	尺澤
足太陰脾經	隱白	大都	太白	太白	商丘	陰陵泉
手少陰心經	少衝	少府	神門	神門	靈道	少海
足少陰腎經	湧泉	然谷	太谿	太谿	復溜	陰谷
手厥陰心包經	中衝	勞宮	大陵	大陵	間使	曲澤
足厥陰肝經	大敦	行間	太衝	太衝	中封	曲泉

六十五難

提要：本難討論井、滎、俞、經、合諸穴中，“所出爲井”“所入爲合”與自然界氣候相應的問題。

六十五難曰：經言所出爲井，所入爲合[1]，其法奈何？

然，所出爲井，井者東方春也，萬物之始生，故言所出爲井也。所入爲合，合者北方冬也，陽氣入[2]藏，故言所入爲合也。

〔1〕所出爲井，所入爲合　“出”指經氣出發之處，爲井穴，都在指趾之

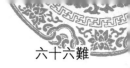

端。"入"指經氣行向深部之處,爲合穴,都在近肘膝關節處。

〔2〕入 《句解》作"伏"。

按語:"所出爲井"與六十三難"以井爲始"意義相同。在論述"所入爲合"時突出"陽氣入藏"的論點,值得重視。

六十六難

提要:本難闡述十二經脈原穴的名稱及其與三焦、臍下腎間動氣,以及全身十二經、五臟六腑原氣的關係。突出說明了原穴的重要性。凡五臟六腑有病,一般都可取原穴進行針灸治療。

六十六難曰:經言肺之原出於太淵[1],心之原出於太陵[2],肝之原出於太衝[3],脾之原出於太白[4],腎之原出於太谿[5],少陰之原出於兌骨[6],膽之原出於丘墟[7],胃之原出於衝陽[8],三焦之原出於陽池[9],膀胱之原出於京骨[10],大腸之原出於合谷[11],小腸之原出於腕骨[12]。十二經皆以俞爲原者,何也?

然,五藏俞者,三焦之所行[13],氣之所留止也。

三焦所行之俞爲原者,何也?

然,臍下腎間動氣者,人之生命也,十二經之根本也,故名曰原。三焦者,原氣之別使[14]也,主通行三氣,經歷於五藏六府。原者,三焦之尊號也,故所止輒爲原。五臟六府之有病者,皆[15]取其原也。

〔1〕太淵 經穴名。位於掌後腕橫紋橈側端凹陷處。

〔2〕太陵 經穴名。即大陵,位於掌後腕橫紋中點凹陷處。

〔3〕太衝 經穴名。位於足背第一、第二跖骨間隙之中點。

〔4〕太白 經穴名。位於足內側緣,當第一跖骨小頭後下方凹陷處。

〔5〕太谿 經穴名。位於足內踝後方凹陷處。

〔6〕兑骨 "兑"通"鋭"。"兑骨",此處指神門穴。位於掌後腕橫紋尺側端凹陷中。《甲乙》卷三第二十六:"神門,一名兑衝。"《針灸大成》卷六:"神門,別名鋭中。"

〔7〕丘墟 經穴名。位於足背部,外踝前下方凹陷處。

〔8〕衝陽 經穴名。位於足背最高點,動脈應手處。

〔9〕陽池 經穴名。位於手背腕橫紋中點凹陷處。

〔10〕京骨 經穴名。位於足外側緣當第五跖骨粗隆前下方凹陷處。

〔11〕合谷 經穴名。位於手背第一第二掌骨之間,近第二掌骨之中點。

〔12〕腕骨 經穴名。位於手背腕橫紋尺側端,尺骨小頭前下方凹陷處。

〔13〕三焦之所行 《太素·本輸》楊注引《八十一難》無"之所"二字。"三焦行"三字連下爲句。

〔14〕原氣之別使 "別使"爲別行之使道。《素問·靈蘭秘典論》:"使道閉塞而不通"。王冰注:"使道,謂神氣行使之道也。"謂三焦別有使道以引導原氣,達於上中下周身。

〔15〕皆 《佚存》本無。

按語:一、六十二難提出六腑陽經各置一原穴,而陰經無原穴。本難所列十二經皆有原穴。經與《靈樞·本輸》所載井、榮、俞、經、合的具體穴名相對照,六陰之原穴即其俞穴。故後世有"以俞爲原"之説。可參閲六十四難按語附表。

二、本難提出"三焦者,原氣之別使也。主通行三氣,經歷於五藏六府"。説明三焦氣化範圍至爲廣泛。可通過十二經而布敷全身。關於三焦問題的論述,除本難外,尚有八難、二十三難、二十五難、三十一難、三十八難、三十九難、六十二難等。兹綜合其内容,歸納如下:

〔1〕手少陽三焦經爲十二經脈之一。在經脈循環流注過程中,血氣由手心主脈注手少陽三焦經,手少陽注足少陽膽經。手少陽的原穴出於陽池。

(見二十三難及本難文)

〔2〕三焦雖爲六腑之一,但它不是一個獨立的實質臟器,無從描述其形態、大小,故有名而無形。同時它又不像其他五腑那樣分屬於五臟,所以又稱"外府"(見二十五難、三十八難、三十九難文)。

〔3〕三焦雖稱無形,但亦有名稱和部位。上中下三焦各有範圍。是水穀之道路,有受納、熟腐、分清別濁、傳導而出的運化過程。所化生的精氣,供應全身。故三焦爲氣之所終始,主持諸氣。(見三十一難、三十八難文)

〔4〕三焦所行之氣,其所留止之處,爲十二經之原穴。三焦爲原氣之別使,三焦之原在臍下腎間動氣,亦稱生氣之原、呼吸之門、守邪之神,它是十二經、五臟六腑之根本,人之生命所係。(見八難、六十二難與本難文)

六十七難

提要:本難討論五臟經脈之募穴和(背)俞穴的陰陽屬性、分布部位,及其在病理方面的意義。

六十七難曰:五藏募[1]皆在[2]陰[3],而俞[4]皆在陽[3]者,何謂也?

然,陰病行陽,陽病行陰,故令募在陰,俞在陽。

〔1〕募 《史記·扁鵲倉公列傳》正義引《八十一難》作"幕"。按"募""幕"音同而通。五臟募穴見附表。

〔2〕在 原爲"有",誤。據"濯纓"、"佚存"、"句解"、"本義"諸本改。

〔3〕陰 陽 指部位,"陰"指腹部,"陽"指背部。《素問·金匱真言論》:"背爲陽,腹爲陰。"《素問·奇病論》王冰注:"胸腹曰募,背脊曰俞。"

〔4〕俞 指背俞。即臟腑在背部的俞穴。如肺俞、心俞、肝俞、脾俞、腎俞等。均屬足太陽膀胱經。

按語:"俞"爲"腧"、"輸"之本字。概有四義:一、穴位之通稱。凡穴皆稱"俞"或"俞穴"。

二、十二經在肘膝以下的某些特定穴位，如井、滎、俞、經、合等合稱五俞穴。參閱六十二難、六十四難按語。

三、在五俞穴中的俞穴。即六十四難"陰俞土，陽俞木"，六十八難的"所注爲俞"。多在腕、踝關節附近。六陽經的俞穴，兼是原穴。

四、背俞。在夾脊兩旁，有五臟六腑之俞穴，屬足太陽膀胱經。本難所述之"俞"是指背俞。

本難內容僅提五臟俞募，未及六腑。亦未說明穴位的名稱。《素問·通評虛實論》有"腹暴滿，按之不下，取手太陽經絡者，胃之募也。"王冰引《中誥》曰："中脘，胃募也。"《素問·奇病論》有"治之以膽募俞"，王注："胸腹曰募，背脊曰俞。膽募在乳下二肋外期門下同身寸之五分。俞在第十椎下兩傍相去各身寸之一寸半。"《素問·氣府論》更明確指出："俠背以下至尻尾二十一節……五藏之俞各五，六府之俞各六。"是六腑亦有募穴與俞穴。《甲乙》卷三有臟腑背俞和臟腑募穴的名稱及部位。其規律是：凡俞皆在背部，且均爲足太陽膀胱經經穴。募穴皆在胸腹部。除肺、肝、膽三經募穴在本經外，其餘諸經募穴都不在本經上。《千金翼方》卷二十八第九及《銅人針灸圖經》所載與《甲乙》同。茲據《甲乙》所載俞穴之名稱，列表如下，以供參考：

	經脈	俞穴	募穴	募穴所在經脈
五臟	手太陰肺經	肺俞	中府	本經
	手少陰心經	心俞	巨闕	任脈經
	足厥陰肝經	肝俞	期門	本經
	足太陰脾經	脾俞	章門	足厥陰經
	足少陰腎經	腎俞	京門	足少陽經

续表

	經脈	俞穴	募穴	募穴所在經脈
六腑	手陽明大腸經	大腸俞	天樞	足陽明經
	手太陽小腸經	小腸俞	關元	任脈經
	手少陽三焦經	三焦俞	石門	任脈經
	足陽明胃經	胃俞	中脘	任脈經
	足太陽膀胱經	膀胱俞	中極	任脈經
	足少陽膽經	膽俞	日月	本經
經脈		足太陽膀胱經		

六十八難

提要:本難敍述十二經脈井、滎、俞、經、合五俞穴中,經氣流注的概況,及其所主治的病證。

六十八難曰:五藏六府各[1]有井、滎、俞、經、合,皆何所主?

然:經言所出爲井,所流爲滎[2],所注爲俞[3],所行爲經[4],所入爲合[5]。井主心下滿,滎主身熱,俞主體重節痛,經主喘咳寒熱,合主逆氣而泄。此五藏六府其[6]井、滎、俞、經、合所主病也。

〔1〕各 《本義》作“皆”。

〔2〕所流爲滎 “滎”,小水流。《説文·水部》:“滎,絶小水也。”喻流經滎穴的經氣尚微。

〔3〕所注爲俞 “注”流入也。《詩·文王有聲》“豐水東注”疏:“注,謂入河。”“俞”通輸。喻經氣由此轉輸。

〔4〕所行爲經 “行”流通也。《漢書·溝洫志》:“禹之行河水。”顏師古注:“行謂通流也。”喻經氣經此流通向前。

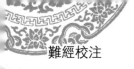

〔5〕所入爲合 由淺層至深層爲"入"。"合",會聚。《吕覽·遇合》:"合大夫而告之。"高誘注:"合,會也。"《詩·民勞》:"以民爲逑。"毛傳:"逑,合也。"鄭箋:"合,聚也。"喻經氣聚合而充盛。

〔6〕其 《本義》無。

按語: 在經氣運行過程中,井、滎、俞、經、合五俞穴各有特點。因此,在治療上亦各有其特殊的作用。它們所主治的病證,也有所不同。如七十四難有根據四時季節變異及邪在不同臟腑而分刺五俞。《靈樞·順氣一日分爲四時》亦有根據病變情況而分刺五俞的。如"病在藏者取之井,病變於色者取之滎,病時間時甚者取之俞,病變於音者取之經……以飲食得病者取之合。"《素問·水熱穴論》記載了針刺各俞穴的不同作用。如"取俞以寫陰邪","取合以虛陽邪","取井以下陰逆,取滎以實陽氣"。可見五俞穴所主治的病證是多方面的。本難僅舉其一二而已。故《本義》引謝氏曰:"此舉五臟之病各一端爲例,餘病可以類推而互取也。不言六腑者,舉臟足以該之。"

六十九難

提要: 本難討論針刺補虛瀉實的治療方法。根據病情的虛實,和五行母子相生的規律,提出"虛者補其母,實者瀉其子,不實不虛,以經取之"和"當先補之,然後瀉之"等治療原則。

六十九難曰:經言虛者補之,實者瀉之,不實不虛^{〔1〕},以經取之。何謂也?

然,虛者補其母,實者瀉其子,當先補之,然後瀉之^{〔2〕}。不實不虛^{〔1〕},以經取之者,是正經自病^{〔3〕},不中他邪也,當自取其經,故言以經取之。

〔1〕不實不虛 《句解》《本義》《集覽》本并作"不虛不實"。《太素·經

脈之一》楊注引《八十一難》"實"作"盛"。

〔2〕當先補之，然後瀉之　《本義·闕誤總類》："八字疑衍。"滑壽云："先補後瀉，即後篇陽氣不足，陰氣有餘，當先補其陽而後瀉其陰之意。然於此，義不屬，非闕誤即衍文也。"按：此説供參考。

〔3〕正經自病　"自"下原有"生"字。誤衍。《太素·經脈之一》楊注引無"生"字。本書第四十九難有"是正經之自病也"句，亦無"生"字。今據刪。

按語："虛者補其母，實者瀉其子"的治療原則，各家注釋在具體應用中，有不同意見。一、根據經脈所屬臟腑的五行屬性。如徐大椿云："母，生我之經。如肝實瀉心經也。子氣衰則食其母益甚。"二、根據本臟經脈五俞穴的五行屬性。如丁德用曰："此經先立井、滎、俞、經、合，配象五行，即以十二經中各有子母遞相生養，然後用針補瀉之法也。假令足厥陰肝之絡中虛，即補其足厥陰經合，是母也。實，即瀉足厥陰經滎，是子也。"按以上兩說，當以第一說爲是。據原文所述，"自取其經"之俞穴，乃用於"不中他邪"之"正經自病"。由是逆推其理，則"虛者補其母，實者瀉其子"當用於"五邪所傷"之病，虛則補其母經，實則瀉其子經。

七十難

提要：本難討論春夏人氣在上，當淺刺，秋冬人氣在下，當深刺的原則，及如何進針引氣等刺法。

七十難曰：經言[1]春夏刺淺，秋冬刺深者，何謂也？

然，春夏者，陽氣在上，人氣亦在上，故當淺取之。秋冬者，陽氣在下，人氣亦在下，故當深取之。

春夏必致一陰[2]，秋冬必致一陽[2]者，何謂也？

然，春夏溫，必致一陰者，初下鍼[3]，沉之[4]至腎肝之部，得氣，引持之陽也[5]。秋冬寒，必致一陽者，初內鍼[3]，

淺而浮之[4]，至心肺之部，得氣，推内之陰也[5]。是謂春
夏必致一陰，秋冬必致一陽。

〔1〕經言　《本義》無。

〔2〕必致一陰　必致一陽　"必"原作"各"。《古本難經闡注》、《難經
章句》、《難經會通》等諸本均爲"必"。本難下文答語，亦作"必"字。按，作
"必"爲是。又《集注》丁曰："所以經云春夏必致一陰，秋冬必致一陽也。"是
丁注所據本亦作"必"。今據改。致，《廣雅·釋詁一上》："致，至也。"《孟子·離
婁下》"可坐而致也。"趙注："致，至也。"〔1〕有一瞬、片刻之意。"陰"即在
下腎肝之部。"陽"即在上心肺之部。句解參見注〔5〕。

〔3〕鍼　《本義》作"針"。按，"針"爲鍼之俗字。

〔4〕沉之　浮之　《古義》"沉"上有"深而"二字，以與下文"淺而浮之"
相對。此説可參。"沉之""浮之"均言針法。"沉之"爲深刺，"浮之"爲淺刺。

〔5〕引持之陽也　推内之陰也　"陰""陽"二字原互倒。蒙上"必致
一陰""必致一陽"而誤。今乙正。"引持"、"推内"均爲針刺手法。"引"，
由深部提針至淺部。《素問·離合真邪論》："候呼引針。"王冰注："引，謂引
出。"《説文·手部》："持，握也。""引持"意謂提引針而不出針。"推内"謂
將針推插至深部。"之"通"至"。《詩經·鄘柏舟》："之死矢靡它。"鄭箋："之，
至也。"《靈樞·經脈》："左之右，右之左，上挾鼻孔。"原文提示之針法，言春
夏宜淺刺，但初下針時，應先深刺直至腎肝之部（參閱四難、五難文），是謂
"春夏必致一陰"。待得氣後，立即提針至淺處心肺之部，即將經氣"引持之
陽"。秋冬宜深刺，但初進針時，宜先淺刺，是謂"秋冬必致一陽"。待得氣後，
立即將針推至深部，即將經氣"推内之陰"。故楊玄操曰："引陰以和陽""内
陽以和陰"。虞庶亦曰："取一陰之氣以養於陽。""取一陽之氣以養於陰。"
據此，原文"陰""陽"二字誤倒亦明矣。

按語：在多變的自然環境中，人體的經氣運行，亦隨季節變化
而有升降出入的變動。因此針刺治療也應當與之相應。春夏陽

氣升浮,故宜淺刺。秋冬陽氣潛藏,故宜深刺。這是中醫人與自然統一整體觀點在針刺治療方面的具體體現。

七十一難

提要:本難討論"刺榮無傷衛,刺衛無傷榮"的針刺治療原則。並介紹刺衛用臥針和刺榮用攝按散氣等針刺手法。

七十一難曰:經言刺榮無[1]傷衛,刺衛無[1]傷榮,何謂也?

然,鍼陽者,臥鍼而刺[2]之。刺陰[3]者,先以左手攝按[4]所針榮俞之處,氣散[5]乃內針。是謂刺榮無傷衛,刺衛無傷榮也。

〔1〕無 通"毋",禁止之辭。《靈樞·營衛生會》:"奪血者無汗,奪汗者無血。"《太素·營衛氣》作"奪血者毋汗,奪汗者毋血"。

〔2〕臥鍼而刺 《句解》"臥"下無"鍼"字。"臥針而刺"即沿皮刺,亦稱橫刺。進針後與皮膚平行,針體平臥於皮下,故曰臥針。

〔3〕刺陰 《聖濟總錄》卷一百九十一經脈統論引經曰"刺"作"針"。與上"針陽"一致。

〔4〕攝按 《太平聖惠方》卷九十九"攝"作"捻"。"攝按",同義複詞。《集韻·屑韻》:"攝,按也。"即在俞穴部位用手指按揉。

〔5〕氣散 《太平聖惠方》"氣"上有"候"字。

按語:以左手攝按,候氣散乃內針的手法,亦見於《內經》。如《靈樞·刺節真邪》有"用針者,必先察其經絡之實虛,切而循之,按而彈之,視其應動者,乃後取之而下之。"《素問·離合真邪論》有"不足者補之……必先捫而循之,切而散之,推而按之,彈而怒之,抓而下之,通而取之,外引其門,以閉其神。"凡此均屬催動經氣的輔助手法,可資參考。

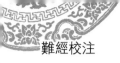

七十二難

提要: 本難討論迎隨補瀉以調經氣的針刺手法。指出迎隨乃是根據陰陽經脈營衛流行往來之逆順而取穴。

七十二難曰: 經言能知迎隨[1]之氣,可令調之。調氣之方,必在陰陽。何謂也?

然,所謂迎隨者,知[2]榮衛之流行,經脈之往來也,隨其逆順而取之,故曰迎隨。調氣之方,必在陰陽者,知其內外表裏,隨其陰陽而調之,故曰調氣之方,必在陰陽。

〔1〕迎隨 是針刺手法。迎隨即逆從、逆順之意。《説文·辵部》:"逆,迎也。"段注:"逆、迎,雙聲通用。"《説文·辵部》:"隨,從也。"《廣雅·釋詁一上》:"隨,順也。"迎隨的手法,參見按語。

〔2〕知 《本義》本作"以"。

按語: 迎隨針法亦見於《靈樞·九針十二原》:"迎而奪之,惡得無虛。隨而濟之,惡得無實。"《靈樞·終始》:"瀉者迎之,補者隨之。"本書七十四難內容與《靈樞》同。可見迎爲瀉法,隨爲補法。

迎隨補瀉的具體刺法,説法不一:一、有以經氣始至時進針爲"迎",經氣去時進針爲"隨"。如丁德用云:"凡氣始至而用針取之,名曰迎而奪之。其氣流注終而內針,出而捫其穴,名曰隨而濟之。"二、有以瀉其子爲"迎",補其母爲"隨"。如丁德用曰:"又補其母亦名隨而濟之。瀉其子亦名迎而奪之。"三、有以吸氣進針,呼氣出針爲"迎"。呼氣進針,吸氣出針爲"隨"。如丁德用曰:"又隨呼吸出納其針,亦曰迎隨也。"四、有以疾病陰陽、營衛晝夜運行之逆順以分迎隨。如《集注》楊曰:"迎者逆也,隨者順也。謂

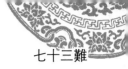

衛氣逆行,榮氣順行。病在陽,必候榮衛行至於陽分而刺之。病在陰,必候榮衛行至於陰分而刺之。是迎隨之意也。"五、有以三陰經三陽經走向與針芒方向相逆爲"迎",相順爲"隨"。如張世賢云:"凡欲瀉者,用針芒朝其經脈所來之處……乃逆其針以奪其氣,是謂之迎。凡欲補者,用針芒朝其經脈所去之路……乃順針以濟其氣,是謂之隨。"六、後世有按經氣流注臟腑時辰進行針刺分爲迎隨。如楊繼洲云:"迎者,迎其氣之方來,如寅時氣來注於肺,卯時氣來注於大腸,辰時氣去,注胃。肺與大腸此時正虛,而濟補之也。餘仿此。"(見《針灸大成》卷四·經絡迎隨設爲問答)此外尚有以針體捻轉方向,或進出針疾徐分迎隨者。本書所述迎隨之意義亦有不同。如本難言榮衛流行經脈往來之逆順。七十九難則言補母瀉子之迎隨。由此可見"迎隨"意義及手法種種不一。故"迎隨"者,實際上可理解爲補瀉手法之總稱。

七十三難

提要:本難討論針刺滎穴以代替井穴的原理。

七十三難曰:諸井者,肌肉淺薄,氣少,不足使也,刺之奈何?

然,諸井者,木也;滎者,火也,火者木之子。當刺井者,以滎瀉之。故經言補者不可以爲瀉,瀉者不可以爲補,此之謂也[1]。

〔1〕此之謂也 《句解》無"此之謂"三字。"也"字連上句。

按語:一、原文"故經言"二十一字與上文文意不屬。故徐大椿云:"故字上當有缺文,必有補母之法一段,故以此二句總結之,否則不成文理矣。"此說似亦有理。但如據六十九難"虛者補

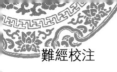

其母，實者瀉其子"之原則隔反，則木之母爲水，欲補井穴時，應補屬水之合穴。故滑壽云："若當補井，則必補其合。"以上諸説供參考。

二、本難提出以滎代井，有實則瀉子之意。但《内經》中針刺井穴的瀉法，不乏其例。如《靈樞·熱病》："氣滿胸中，喘息，取足太陰大指之端，去爪甲如薤葉。"是熱病實喘可瀉足太陰井穴隱白。又云："喉痹舌卷，口中乾，煩心，心痛，臂内廉痛，不可及頭，取手小指次指爪甲下，去端如韭葉。"是熱病入心經可瀉手太陽小腸井穴少澤。後世治賊風喉痹刺少商出血，熱病及中暑急救刺十井穴出血，均爲瀉井穴。故以滎代井之説，不可拘泥。

七十四難

提要：本難討論五臟有病，針刺五俞穴，根據四時不同之取穴方法，並舉肝病爲例，説明詳細診察五臟疾病在色、臭、味、聲、液等方面的不同表現，作出正確的診斷，是針刺治療的首要前提。

七十四難曰：經言春刺井，夏刺滎，季夏刺俞，秋刺經，冬刺合者，何謂也？

然，春刺井者，邪在肝；夏刺滎者，邪在心；季夏刺俞者，邪在脾；秋刺經者，邪在肺；冬刺合者，邪在腎。

其肝、心、肺、腎，而繫於春、夏、秋、冬者，何也？

然，五藏一病輒有五也[1]，假令肝病，色青者肝也，臊臭[2]者肝也，喜酸者肝也，喜呼者肝也，喜泣者肝也。其病衆多，不可盡言也。四時有數，而並[3]繫於春、夏、秋、冬者也。針之要妙，在於秋毫[4]者也。

〔1〕五也 《本義》、《集覽》本“也”并作“色”。《句解》“也”作“者”。

〔2〕臊臭 《太醫局諸科程文》卷六大義第三道引作“臭臊”。律以上文“色青”，作“臭臊”爲勝。

〔3〕竝 “並”之本字。

〔4〕秋毫 秋季鳥獸長出纖細之毛。此處用以形容事物之精微難察。《孟子·梁惠王》：“明足以察秋毫之末，而不見輿薪。”孫奭疏：“秋毫之末，鋭而不能見。”

按語：一、關於五臟與色、臭、味、聲、液等的關係，可參閲四難、四十八難文。

二、滑壽云：“詳此篇文義，似有缺誤。”此説供參考。

七十五難

提要：本難運用五行生克理論，探討五臟虚實的治療規律。并舉木實金虚應用瀉火補水之法爲例，以具體説明之。

七十五難曰：經言東方實，西方虚，瀉南方，補北方，何謂也？

然：金木水火土，當更[1]相平。東方木也，西方金也[2]。木欲實，金當平之；火欲實，水當平之；土欲實，木當平之；金欲實，火當平之；水欲實，土當平之。東方肝也，則知肝實；西方肺也[3]，則知肺虚。瀉南方火，補北方水[4]。南方火，火者木之子也；北方水，水者木之母也，水勝火。子能令母實[5]，母能令子虚[6]，故瀉火補水，欲令金不得平木[7]也。經曰不能治其虚，何問其餘，此之謂也。

〔1〕更 《太平聖惠方》卷九十九引作“互”。

〔2〕西方金也 《太素·經脈之一》楊注引《八十一難》，無。

〔3〕則知肝實，西方肺也 《太素》楊注引“則知”八字作“肝實”，連下

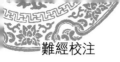

爲句。

〔4〕瀉南方火,補北方水 《太素》楊注引、《太平聖惠方》卷九十九並無"火""水"兩字。

〔5〕子能令母實 原文云"火者木之子也"。火(子)盛,一則不食木(母)之氣而使木亦實,一則火盛克金,使金虛不能克木而木實。是火盛則木實。故曰"子能令母實"。故假令母(東方木)實,欲令其虛,可以瀉其子(南方火)。餘類推。

〔6〕母能令子虛 原文云:"水者木之母也。水勝火。"水(母)盛則克火而火衰。一則火衰食木之氣而使木虛。一則火衰不能制金,則金盛而制木,亦使木虛。是補水(母)能使木(子)虛。故曰"母能令子虛"。故假令(東方木)實欲令其虛,可補其母(北方水)。餘類推。

〔7〕欲令金不得平木 《太素·經脈之一》楊注引"金"下有"去"字。"平"作"干"。《本義》滑注云:"不字疑衍。"此說可參。又《集解》引孫一奎曰:"不字非衍,不徑以金平木,故有瀉火補水之治。"《針灸大成》卷四難經補瀉,楊繼洲亦云:"瀉火補水而旁治之,不得徑以金平木。"孫、楊兩氏所云"不徑以金平木"與原文"欲令金不得平木"之意,不相矛盾。原文"得"作"能"字解。《助字辨略》卷五:"得,能也。"又云"不得,猶云不可。"據此,"不"字不作衍文亦通。

按語:一、原文云:"金木水火土當更相平。"說明五行之間能相互制約,以保持其相對的平衡關係。因此,當某一方面太過或不足時,可以使整體的相對平衡關係遭到破壞。其糾正之法,根據具體情況,既可對太過或不足之某一經或某一臟,進行補虛或瀉實,亦即"虛則補之,實則瀉之"之法。亦可利用五行生克關係,間接通過對其他經或臟的補瀉,以進行調整。如六十九難"虛則補其母,實則瀉其子"即是利用五行相生關係以調整之法。本難則主要是運用五行相克關係以調整之法。原文舉肝實肺虛爲

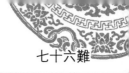

例,採用瀉心火補腎水的糾治方法。正如滑壽所云:"此越人之妙,一舉而兩得之者也。且瀉火,一則奪木之氣,一則去金之克。補水,一則以益金之氣,一則以制火之光。"本難所述,體現了整體觀點,對臨床有重要啟發和指導意義。

二、原文引"經曰不能治其虛,何問其餘"一句,突出在瀉火補水之中,尤其着重在補水。強調治虛的重要性。這一觀點值得重視。臨床上肝實肺虛,木火刑金之病證,不爲少見,治法多用補腎水爲主,兼清心肝之火的治則,有一定療效。可見這一理論是有實踐基礎的。

七十六難

提要:本難討論"從衛取氣,從榮置氣"的補瀉針法。提出了在調治陰陽之氣有餘不足之時,應先補後瀉的針刺原則。

七十六難曰:何謂補瀉?當補之時,何所取氣?當瀉之時,何所置氣?

然,當補之時,從衛取氣[1];當瀉之時,從榮置氣[1]。其陽氣不足,陰氣有餘,當先補其陽,而後瀉其陰。陰氣不足,陽氣有餘,當先補其陰,而後瀉其陽。榮衛通行,此其要也。

〔1〕從衛取氣　從榮置氣　言補瀉針法。"榮""衛"指針刺深度。衛陽,榮陰。衛淺,榮深(參閱七十一難)。"取"猶受也。《禮記·喪大記》"取衣者,亦以篋。"注:"取,猶受也。""從衛取氣"言取衛分之氣以補經氣之虛。"置,放散、捨棄之意。《廣雅·釋詁四上》:"捨、放,置也。""從榮置氣"言榮分引出邪氣以放散而捨棄之,以瀉其實。

按語:本難對補瀉問題,只提"從衛取氣,從榮置氣",沒有説明具體針法。對此,《醫學入門》作了説明:"補則從衛取氣,宜

輕淺而針,從其衛氣隨之於後,而濟益其虛也。瀉則從榮,棄置其
氣,宜重深而刺之,取其榮氣而迎之於前,而瀉奪其實也。"《難經
古義》滕萬卿云:"所謂從衛取氣者,淺留其鍼,得氣因推下之,使
其浮散之氣收入脈中,是補之也。從榮置氣者,深而留之,得氣因
引持之,使脈中之氣散置衛外,是瀉之也。即與前篇所言春夏致
一陰,秋冬致一陽,其事似同,然彼以四時陰陽升降之道言之,此
乃以一經增減之法言之。"錄以上兩說供參考。

關於先補後瀉的問題。《靈樞·終始》云:"陰盛而陽虛,先補
其陽,後瀉其陰而和之。陰虛而陽盛,先補其陰,後瀉其陽而和
之。"與本難所述內容一致。其所以先補後瀉者,如滕萬卿云:"是
鍼家予奪之道。若誤先實後虛,則恐暗脫漏正氣,故戒其先後如
此。"按本難所述先補後瀉原則,乃專對針刺治療而言。但臨床
所見,病情繁複多樣,應根據具體情況,分別邪正主次,標本先後,
或先補後瀉,或先瀉後補,尤其在應用藥物治療時更應靈活掌握,
不能執一而論。

七十七難

提要:本難提出"上工治未病,中工治已病",突出預防的重
要性。同時以見肝之病,先實脾氣為例,說明在治病過程中,必須
重視和掌握防止疾病傳變的規律。

七十七難曰:經言上工治未病,中工治已病者,何
謂也?

然,所謂治未病者,見肝之病,則知肝當傳之與脾,
故先實其脾氣,無令得[1]受肝之邪,故曰治未病焉。中
工治已病[2]者,見肝之病,不曉相傳,但一心治肝,故曰
治已病也。

〔1〕得 《類説》卷三十七引《難經》作"脾"。

〔2〕治已病 《句解》、《本義》本並無。

按語:我國古代醫籍中具有豐富的預防醫學思想。主要體現在兩個方面。一、未病時預防疾病的發生。如《素問·四氣調神大論》:"聖人不治已病,治未病。"二、疾病已經發生後,防止疾病的發展。如《靈樞·逆順》:"上工刺其未生者也。其次,刺其未盛者也。其次,刺其已衰者也。"《素問·陰陽應象大論》有"邪風之至,疾如風雨,故善治者治皮毛……"指出外感疾病初起時即應防止其深入發展。本難是根據五行相克的理論,對五臟疾病的可能傳變進行預測,並設法制止其發展。這一思想和肝病治脾的例子,張仲景在《金匱要略》中就加以引用。目前臨床治療時,仍有重要的意義。

七十八難

提要:本難敍述針刺補瀉的一些具體方法,包括左右手的配合操作,及得氣後的提插手法等。強調針刺得氣的重要性。

七十八難曰:針有補瀉,何謂也?

然,補瀉之法,非必呼吸出內針[1]也。知[2]爲針者,信其左[3];不知爲針者,信其右[3]。當刺之時,必[4]先以左手厭按[5]所針滎俞之處,彈而努之[6],爪而下之[7],其氣之來,如動脈之狀,順針而刺之,得氣,因[8]推而內之,是謂補;動而伸之[9],是謂瀉。不得氣,乃與男外女內[10]。不得氣,是爲十死不治也。

〔1〕呼吸出內針 爲針刺補瀉法之一種,俗稱"呼吸補瀉"。呼氣時進針,吸氣時出針爲補法。吸氣時進針,呼氣時出針爲瀉法。《素問·離合真邪論》:"吸則內針……候呼引針……故命曰瀉。""呼盡內針……候吸引

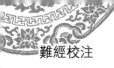

針……故命曰補。”

〔2〕知　“知”上原有“然”字。爲衍文。據《本義》本及文義體例删。

〔3〕信其左　信其右　“信”任用也。《廣韻·震韻》:“信,用也。”《荀子·哀公》“明主任計不信怒,闇主信怒不任計。”楊倞注:“信,亦任也。”“左”、“右”即左、右手。

〔4〕必　《本義》本無。

〔5〕厭按　《句解》“按”下有“其”字。“厭”音義通“壓”。《荀子·疆國》:“如牆厭之。”楊注:“厭,讀如壓。”

〔6〕彈而努之　“努”通“怒”。《素問·離合真邪論》王冰注曰:“彈而怒之,使脈氣膹滿也。”言進針前用手指彈擊所針穴位之皮膚,使局部氣血充盈,則易於得氣。《醫學入門》:“彈者補也。以大指與次指爪相交而疊,病在上,大指爪輕彈向上;病在下,次指爪輕彈向下,可使氣速行,則氣易至也。”

〔7〕爪而下之　用指甲向下掐住進針穴位,使部位準確而固定。《素問·離合真邪論》王冰注:“抓而下之,置鍼準也。”

〔8〕因　《集覽》本無。

〔9〕動而伸之　“動”,搖動針杆。“伸”,引伸,即將針體引出淺處,使邪氣外泄。《素問·調經論》:外門不閉,以出其疾。搖大其道,如利其路,是謂大瀉。”

〔10〕男外女内　“内”“外”指針刺的深淺部位。即男子刺淺,女子刺深。滑壽云:“若停針候氣,久而不止,乃與男子則淺其針,而候之衛氣之分。女子則深其針,而候之榮氣之分。”

按語:針刺時得氣與否是有效與無效的關鍵。故進行針治,務求得氣。而本難提出在局部使用厭按、彈努、爪切、動伸等輔助手法,使能得氣,這在針刺臨床治療時也是值得注意的。

七十九難

提要:本難討論瀉補的意義,乃根據五行關係對五俞穴進行虛則補其母,實則瀉其子的迎隨補瀉針法。同時說明補瀉手法中不同的針感。

七十九難曰:經言迎而奪之[1],安得無虛? 隨而濟之[2],安得無實? 虛之與實,若得若失[3];實之與虛,若有若無[4],何謂也?

然,迎而奪之者,瀉其子也;隨而濟之者,補其母也。假令心病,瀉手心主俞,是謂迎而奪之者也;補手心主井,是謂隨而濟之者也。所謂實之與虛者,牢濡[5]之意也。氣來實牢者爲得,濡虛者爲失,故曰若得若失也。

〔1〕奪之 "奪"使失去也。《孟子·梁惠王》:"勿奪其時"。《素問·離合真邪論》:"奪人正氣"。

〔2〕濟之 "濟"使增益也。《左傳·桓公十一年》:"盍請濟師於王。"杜預注:"濟,益也。"

〔3〕虛之與實,若得若失 虛證用補,補其不足,故曰"若得"。實證用瀉,瀉其有餘,故曰"若失"。《靈樞·小針解》:"爲虛與實,若得若失者,言補者佖然若有得也。瀉則怳然若有失也。"按"佖",滿也。"怳",失意貌。

〔4〕實之與虛,若有若無 此言針感。進針後,針下有緊牢充實的感覺者爲有氣,爲實。針下有疏軟空虛的感覺者爲無氣,爲虛。《靈樞·小針解》:"言實與虛,若有若無者,言實者有氣,虛者無氣也。"

〔5〕牢濡 指針下的感覺。牢爲緊實,濡爲虛軟。

按語:一、孫鼎宜謂實之與虛"八字疑衍,下文答詞未及可證。否則章句末當有脫也。"考"虛之與實"四句是韻文。"實"與"失"同在古韻質部。"虛"與"無"都在古韻魚部。答語以"實

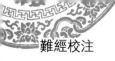

之與虛"與"若得若失"相連,可見上下兩句意義,本自相同。從針下牢濡之意言之,牢實爲有氣,有即爲得。濡是無氣,無即爲失。是若得若失與若有若無意義一致。據此則孫氏衍文之説,並無意義。

二、關於"迎隨"的多種涵義,參閱七十二難按語。

八十難

提要:本難討論進針出針必須掌握時機,即候經氣之來至與已盡。進一步强調得氣的重要性。

八十難曰:經言有見如入,有見如出[1]者,何謂也?

然,所謂有見如入[2]者,謂左手見氣來至乃内針,針入,見氣盡乃出針,是謂有見如入,有見如出也。

〔1〕有見如入,有見如出 "見"感動、感受。《淮南子·覽冥》:"昔雍門子以哭見於孟嘗君。"注:"見,猶感也。"在此引伸爲指下的感覺。"如"通"而",見十六難注〔十九〕。"入""出"指進針與出針。

〔2〕有見如入 《本義》滑壽云:"所謂有見如入下當欠有見如出四字。"

按語:一、本難所云"左手見氣來至",當指第七十八難"其氣之來如動脈之狀"。通過左手的壓按、彈努而得之,即所謂"知爲針者,信其左"。

二、本難云:"氣來至乃内針,針入見氣盡乃出針",而七十一難則云"刺陰者,先以左手攝按所針滎俞之處,氣散乃内針"。似乎相反。實際並不矛盾。七十一難之"氣散"指淺表之衛氣散開。與本難所云經氣之來至,概念不同。

八十一難

提要:本難舉肺實肝虛,不補肝,反實肺爲例,重申實證、虛證誤用補瀉之戒。

八十一難曰：經言無實實虛虛[1]，損不足而益有餘，是寸口脈耶？將病自有虛實耶？其損益奈何？

然，是病[2]，非謂寸口脈也，謂病自有虛實也。假令肝實而肺虛，肝者木也，肺者金也，金木當更相平，當知金平木。假令肺實而[3]肝虛微少氣[4]，用針不補其肝，而反重實其肺，故曰實實虛虛，損不足而益有餘。此者，中工之所害也。

〔1〕無實實虛虛　本難下文、本書十二難同類文，以及《句解》、《金匱要略·藏府經絡先後病脈證第一》并無"無"字。按"無"爲告誡、勸阻之辭。"實實虛虛"言其誤，"無實實虛虛"言其戒，其精神是一致的。

〔2〕是病　滑壽云："是病兩字，非誤即衍。"《靈經裒腋》引生生子曰："是病兩字，非誤非衍。蓋答辭也。"按，"是病"當爲答辭。"病"即指下文肺實、肝虛等而言。故下文"謂病是有虛實也"，乃重申是指疾病而非寸口脈之意，以明確此與第十二難"實實虛虛"之言五臟脈絶者，概念不同。

〔3〕而　《句解》、《集覽》本并作"故知"二字。

〔4〕肝虛微少氣　諸本并於"虛"字下斷句，"微少氣"三字爲句。文句不倫。今改爲連讀，文義通曉。

按語：一、本難與十二難均討論實實虛虛的問題，但角度不同。十二難是討論寸口脈所反映五臟之虛實與誤用針刺補瀉的問題。本難是直接從疾病的五臟虛實，討論誤用針刺補瀉的問題。兩者在毋損不足，毋益有餘的原則方面是一致的。

二、本難與七十五難均舉肺肝兩臟金木當更相平的關係，作爲例證。七十五難談肺虛肝實當補水瀉火。本難談肺實肝虛，當補肝瀉肺。兩者互相參閱，說明五臟之間如果有虛有實，用針時，

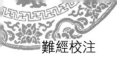

既可對有病之臟直接補虛瀉實，亦可利用五臟間的相互關係，通過對其他有關臟的補瀉，從旁進行調治，使之相生相制，重新恢復相對的平衡關係，而達到治療的目的。這些理論，不僅適用於針刺治療，對藥物治療同樣有重要的指導意義。

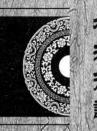

《難經》校注,旨在勘誤訂正,解難析疑,辨章學術,考鏡源流,以期版歸一式。茲將本次整理研究涉及的問題,列述於後。

一、《難經》的成書年代與作者

《難經》即《黃帝八十一難經》,亦稱《八十一難》。書名冠以"黃帝",乃是托名,此與《黃帝内經》《神農本草經》等,如出一轍。《八十一難》書名最早見於東漢張仲景《傷寒雜病論》自序。《隋書·經籍志》載有《黃帝八十一難》二卷,但未署撰者姓名。歷代對《難經》的成書年代與作者,意見不一,至今没有確切統一的結論。茲將幾種不同説法和其主要論據,以及我們的見解,扼要簡述如下:

(一) 戰國時秦越人所撰

首提此説者爲唐·楊玄操《難經集注·序》,該文云:"黃帝八十一難經者,斯乃渤海秦越人之所作也。"《舊唐書·經籍志》亦載"《黃帝八十一難經》二卷,秦越人撰。"

唐以後歷代醫家,大多宗此説。如李駉、滑壽、呂復、徐大椿,近人陳邦賢、黃維三等。

　　關於秦越人,《史記·扁鵲倉公列傳》有云:"扁鵲者,勃海鄭人也,姓秦氏,名越人。"(一説扁鵲秦越人爲盧人。如《戰國策·秦策》高誘注:"扁鵲,盧人,姓秦名越人。")又説:"至今言脈者由扁鵲也。"《難經》一書,既精於論脈,與《史記》所述,正相吻合。因此儘管《史記》沒有扁鵲秦越人撰著《難經》的記載,但學者們仍稱《難經》爲扁鵲書,如滑壽提出"《隋書經籍志》、《唐書藝文志》俱有秦越人《黃帝八十一難經》二卷之目,又唐諸王侍讀張守節作《史記正義》,於扁鵲倉公傳,則全引《難經》文以釋其義,傳後全載四十二難與第一難、三十七難全文,由此則知古傳以爲秦越人所作者不誣也。"(《難經本義》《難經彙考》)余嘉錫認爲《史記》中的"所謂黃帝扁鵲脈書,疑即指《難經》言之。"(《四庫提要辨證》)。胡應麟提出"考班志扁鵲有《內經》九卷、《外經》十二卷,或即今《難經》也。"(《醫籍考·醫經七》轉引)。據此,確認《難經》的作者即公元前三世紀左右戰國時代號稱扁鵲的名醫秦越人。亦有學者認爲《漢書·藝文志》中所記的《扁鵲內經》九卷,《扁鵲外經》十二卷可能和《難經》有一定傳承關係,他從本書內容和有關資料分析,估計本書是戰國時人輯錄秦越人的佚文而成。(《經典醫籍版本考·難經》)

　　近代有不少學者對成書於戰國之説表示異議。如日本丹波元胤説"謂之扁鵲所作,唐而上無説,實爲可疑矣。"他們所據的理由是①《史記·扁鵲倉公列傳》中沒有扁鵲秦越人撰寫《難經》的史實,《漢書·藝文志》有《扁鵲内經》《扁鵲外經》的記載,沒有提到《難經》。②魏、王叔和《脈經》中有不少《難經》文,但都沒有標明這些話是扁鵲所云。而《脈經》所引用扁鵲之言,有的卻又不見於今本《難經》。據此,對成書於戰國時扁鵲秦越人所撰之說,多數學者持懷疑或否定的意見。

(二) 成書於漢代說

成書於漢代有兩種意見,其一是成書於西漢。如何愛華氏認爲《難經》爲西漢時代以淳于意爲代表的一派醫家所著(《人民保健》一九六〇年三號)。郭靄春氏初步判定《難經》成書年代可能在西漢以前(《難經集解·序例》)。其二是成書於東漢。如日本丹波元胤認爲"其決非西京之文"(見《醫籍考·醫經七》)。多數學者宗此說,如《四庫全書總目·難經本義提要》提出"其文當出三國前"。賈得道云:"近人考定本書爲東漢人所作是可信的。"(《中國醫學史略·難經》)李今庸氏認爲"《難經》成書年代,下限很大可能就在公元一〇六年即後漢殤帝廷平左右。"(《讀古醫書隨筆·難經成書年代考》)

以上兩說都是在否定戰國說,及肯定後漢張仲景《傷寒雜病論·序》中有撰用《素問》《九卷》《八十一難》……"的基礎上提出來的。他們所據理由尚有:

(1)《史記》雖未提及《難經》,而其所載淳于意二十六例診籍中有二十例采用切脈診法,有十例徵引《脈法》的文字。而從《素問》王冰注及《新校正》所引《脈法》和《扁鵲陰陽脈法》的內容,有五條見於今本《難經》第七難和第十四難。

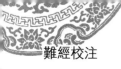

（2）仲景曾說"觀今之醫……按寸不及尺,握手不及足,人迎趺陽三部不參。"可見當時已盛行獨取寸口的切脈法,而獨取寸口則首創於《難經》。

（3）首注《難經》者吕廣是漢末三國孫吳太醫令。在唐人所寫吕廣著《玉匱鍼經》序中有云:"吕博,吳赤烏二年爲太醫令,撰《玉匱鍼經》及注《八十一難》,大行於世。"這位吕博與《隋志·經籍志》引梁阮孝緒《七錄》中《黃帝衆難經》"卷,吕博望注,亡"的吕博望是同一人,亦即吕廣,因避隋煬帝名諱,改"廣"爲博。

（4）脈學專書《脈經》並非完全出於王叔和的自著,而實爲王氏兼采各家之説,滙集而成,其中也包括扁鵲《難經》。在魏晉以前的醫籍中,《脈經》與《難經》相同的内容最多,可證。

皇甫謐《甲乙經》中亦有多處徵引《難經》原文。《太平御覽》引皇甫謐《帝王世紀》有"黃帝命雷公、岐伯論經脈,旁通問難八十一,爲《難經》"的記載。《甲乙經》卷三、第十九校引吕廣撰《募輸經》云:"太倉在臍下三寸,非也。"之文。

王叔和和皇甫謐是魏晉時人,他們都看到過吕廣的書。吕廣既爲三國時人,則其所注的《難經》當至少在漢代。

（5）《難經》中有不少内容亦見於漢代諸書。如"原（元）氣"一詞見於西漢董仲舒《春秋繁露》,"肝得水而沉,肺得水而浮"及"三焦者,水穀之道路,氣之所終始"等見於東漢班固的《白虎通義》。"金生於巳,水生於申"見於西漢劉安的《淮南子》。"男子生於寅,女子生於申"見於東漢許慎的《說文》"包"字注。"蚑行喘息,蜎飛蠕動"
見於多種漢代書籍中。根據以上種種,持西漢說者,認爲
這些內容來自《難經》,主東漢說者認爲《難經》摘自以上
諸書。

　(三) 六朝人所撰

　首提此說者爲清、姚際恒《古今僞書考》。惲鐵樵、
廖平、范行准等亦宗此說,並加考證。持此說者有的認爲
古醫經的八十一難已失傳,今本《難經》爲後人僞撰(日
人山田宗俊《傷寒論集成》見《皇漢醫學叢書》)。有的認
爲呂博望注《衆難經》和皇甫謐《帝王本紀》所提《難經》
均非現行本《難經》(萬方《難經著作年代考》見湘潭師
專《自然科學學報》一九八四)。他們針對以上成書於漢
代說的某些論據進行辯駁。其所據的主要理由如下:

　(1)《難經》一書《史記》《漢書藝文志》均未載,說明
司馬遷、班固都沒有見到此書。直至《隋書·經籍志》才
開始著錄。

　(2) 呂廣不是三世紀三國孫吳人,乃六世紀隋代吳地
人。對此范行准氏引北宋黨永年《神秘名醫錄、殘議難經》
卷上:"公嘗謂虞(疑爲"盧"字)國有名師越人……述曰
八十一殘經也。傳於隋,則有吳呂廣輒爲解注,廣患潤釋
難備,始爲之《難經》也。"(《黃帝衆難經注、玉匱針經作
者呂廣的年代問題》上海中醫藥雜志一九五七年十月)。

　(3)《隋書·經籍志》引梁《七錄》呂博望所注《衆難
經》在梁時早已亡佚。當時不必避煬帝名諱。所以呂博
望並非呂廣。

（4）對《傷寒雜病論》原序是否爲仲景所作，提出疑問。早在元代吳澄指稱《傷寒論》與原序文氣不合(見《活人書辨序》)。此後日人中西惟忠也説自序"竊其文意，脈理不屬"(《傷寒論研究》)。而山田宗俊《傷寒論集成》和川越衡山《傷寒脈證式》(三書均見《皇漢醫學叢書》)均認爲是後人僞撰，非是仲景之舊。

此外也有對仲景原序中所撰用的八十一難提出不同意見。清·張志聰認爲是指《靈樞》而言(《醫籍考》卷二十四轉引)。姚際恒認爲是指《素問》八十一篇(《古今僞書考》)。日人中西惟忠指出在仲景書中看不到《難經》的影響。

據此認爲張仲景並沒有以《難經》作爲古訓。

（5）《脈經》中與《難經》相同的文字大多引自《素問》等古醫經。其不見於《内經》等書的内容，經對照比較，則《脈經》論述較詳，且自成系統。《難經》則多較簡略，應是《難經》摘自《脈經》。

（6）在《脈經》中雖以寸口脈分爲寸關尺，但對九候的概念仍承《素問》的全身上中下三個部位。王叔和編撰《脈經》乃集前人脈學大成。而《難經》的寸關尺、浮中沉三部九候却沒有被吸收進去，説明王叔和沒有見到過《難經》，則《難經》成書當在《脈經》之後。

（7）根據《甲乙經》自序説明該書主要是取自《素問》、《針經》、《明堂孔穴針灸治要》三部同歸，沒有提到《難經》，因此《甲乙經》卷二第七及卷八中題爲"《難經》曰""《八十一難》曰"的文字，都是隋唐以後所補入，並非皇甫謐所徵引。

（四）唐代以後成書

此説由黄雲眉《古今偽書考補正》提出。他説"《素問》托於唐以前,故張守節《史記正義》得引之,《靈樞》托於王冰,守節當不及引,《難經》又在冰後,則更不得引矣。"

以上唐以後成書説,附和者甚少。《難經》書名既在《隋書·經籍志》中已見著録,則此説殊難成立。其他諸説,論證已見,駁斥異己,所舉多屬旁證。確定古籍成書年代,旁證果有意義,若能列舉更多内證,將更有説服力。除上述漢代説第(5)項關於"元氣""蚊行喘息,蜎飛蠕動"……等詞句亦見於漢代典籍外,我們着重從本書中搜尋内證,論證如下:

（一）漢代説與六朝説爭論之焦點是《傷寒雜病論》自序之真偽,與仲景是否以《八十一難》爲古訓。從以下資料,我們觀點是肯定的:

（1）寸關尺、浮中沉三部九候診脈法首創於《難經》已是衆所公認之事實,而這種脈法在仲景書中確實得到廣泛應用。如"心下痞,按之濡,其脈關上浮者……"(《傷寒論》第一五四條)、"太陽病,寸緩、關浮、尺弱……"(《傷寒論》第二四四條)、"下利,寸脈反浮數,尺中自濇者,必圊膿血。"(《傷寒論》第三六三條)、"寸脈沉大而滑"(《金匱要略》第一)、"小青龍湯下已,多唾口燥,寸脈沉,尺脈微……"(《金匱要略》第十二)、"尺脈浮爲傷腎。"(《金匱要略》第十五)、"尺脈浮,目睛暈黄,衄未止。"(《金匱要略》第十六),這些脈法當受自《八十一難》。

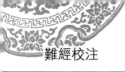

（2）《金匱要略》第一有云："病人脈浮者在前，其病
在表；浮者在後，其病在裏。"《傷寒論》第十二條云："太
陽中風，陽浮而陰弱"諸家注釋"在前""在後""陽""陰"
多指寸部與尺部。《難經·三難》有"關之前者，陽之動
也""關以後者，陰之動也。"以前後陰陽分尺寸之説既
不見於《内經》，顯然來自《難經》。

（3）第五十八難云"傷寒有五，有中風，有傷寒，有濕
温，有熱病，有温病，其所苦不同"啟示後學"傷寒"有廣
義、狹義之分。廣義傷寒，作爲外感熱病之總稱，仲景《傷
寒論》主要論述各種外感熱病，題其書名爲"傷寒論"，其
概念是完全相同的。在《傷寒論》開首，仲景就提出"中
風""傷寒""温病"等具體病名。此外，陽明病譫語，潮
熱之承氣湯證及表裏俱熱、大汗大煩渴、脈洪大的白虎湯
證當屬於"熱病"。濕家之爲病一身盡疼發熱，身色如薰
黄，和傷寒身熱發黄的茵陳蒿湯證及梔子蘗皮湯證等，則
屬於濕温範疇。《難經》的五種傷寒，都體現在張仲景對
具體疾病的辨證論治之中。

（4）《金匱要略·臟腑經絡先後病脈證第一》"問曰：
上工治未病何也？師曰：夫治未病者，見肝之病，知肝傳
脾，當先實脾。四季脾旺不受邪，即勿補之。中工不曉
相傳，見肝之病，不解實脾，惟治肝也。"以上内容與《難
經·七十七難》基本相同。該文曰："經言：上工治未病，中
工治已病者，何謂也？然，所謂治未病者，見肝之病，則知
肝當傳之於脾，故先實其脾氣，無令得受肝之邪，故曰治
未病焉。中工者，見肝之病，不曉相傳，但一心治肝，故曰
治已病也。"至於"四季脾王不受邪"之理論，則見於《難

經·五十六難》。以上內容均不見於《內經》。

(5)《金匱要略》第六有"外證身體不仁,如風痺狀"句。考《內經》一百六十二篇原文中,僅《至真要大論》提及"證有中外",其餘所有篇中凡論病時,都只有"病能""病狀""病形"等詞,找不到"證""病證"的名詞。眾所週知,《至真要大論》等七篇大論,乃唐代王冰在次注《素問》時,才將他所發現的師氏舊藏之卷補入的。而在《難經·十六難》中,恰有"是其病有內外證",並詳細論述了五臟病"內證"與"外證"的種種表現。可見仲景"外證"一詞,很可能承自《難經》。

(6)《金匱》第一篇"血氣入臟即死,入腑即愈""脈脫入臟即死,入腑即愈"與第十二篇"積者臟病也,終不移;聚者腑病也,發作有時,展轉痛移,爲可治。"等關於臟病與腑病的預後和積與聚的鑑別診斷之論述,與五十二難、五十四難、五十五難所述內容和觀點,是完全一致的。而亦不見於《內經》。

根據以上資料,可以論證張仲景撰寫《傷寒雜病論》時,確曾接受和運用了《難經》的理論作爲古訓,仲景的自序是可信的。

(二)《脈經》的撰述,選錄了《難經》的內容。王叔和撰寫的這部脈學專書,謂集後漢以前脈學之大成,而《難經》一書又是偏重於論脈,如果王叔和見到《難經》,必然會接受其有關脈學的理論並加以運用。現將兩書內容逐一對照,列表於下(凡兩書內容雖同,而係明顯出自《素問》《靈樞》者,概不列入):

此表可見如下兩點:

（1）根據表內數字統計,兩書内容相同者,約二千七百餘字,佔《難經》全書的五分之一强。而其中脉學部分共十二難,約一千九百字,佔《難經》全部脉學内容的近半數。

脉經		難經			兩書比較
卷次	篇次	難次	字數	内容	
卷一	第四	一難全	136	脉學	相同或基本相同
		二難全	79		
		三難全	135		
	第六	五難全	83		
	第八	九難全	43		
	第九	四難全	291		
		六難全	60		
	第十一	二十難全	105		
卷四	第一	十四難	66		
		八難全	101		
	第五	十四難全	584		
卷五	第五	十七難全	163		
卷二	第四	二十七難全	134	經脉	
		二十九難全	127		
卷一	第十	四十八難全	105	疾病	
卷五	第二	七難全	155	脉	稍有出入
卷二	第四	二十八難	172	經脉	
卷六	第一 第三 第五 第七 第九	五十六難	457	疾病	《脉經》分散在五篇中

(2)《脈經》中的這部分文字,在編寫體例方面,與《難經》的獨特風格,竟毫無兩樣,即先列問句,後接答詞,並以"然"字冠於答詞之首。

以上内證,充分説明王叔和編寫《脈經》時,確實如他在序文中所説的:"撰集岐伯以來,逮於華陀,經綸要訣……其王、阮、傅、戴、吳、葛、吕、張,所傳異同,咸悉載録。"除了《素問》《靈樞》、《傷寒雜病論》等古醫經外,他對《難經》脈學的論述,顯然頗爲重視,而大量録用。其中所提"吕"氏,應指首注《難經》的吕廣而言,則叔和所據的《八十一難經》傳本,自當爲今已亡佚的吕廣注本無疑。

此外,我們從原文中的避諱字也找到一些佐證。如十五難:"春脈弦……益實而滑,如循長竿曰病"、"夏脈鈎……來而益數,如雞舉足者曰病。"在《素問·平人氣象論》中,亦有這段文字:"盈實而滑,如循長竿,曰肝病。""實而盈數,如雞舉足,曰脾病。"文中兩个"盈"字,《難經》均作"益",很可能是避漢惠帝劉盈的廟諱。又如《金匱要略》用"淋"不用"癃",《難經》用"癃"而不用"淋",没有避漢殤帝劉隆諱"(《讀古醫書隨筆·難經成書年代考》)從《難經》避惠帝諱,不避殤帝諱觀之,其成書年代,似可略見端倪。

根據以上内證及現有史料,對《難經》成書年代與作者,我們的見解是決不晚於漢代,是東漢以前醫家輯録秦越人佚文而成的。

二、《難經》的主要内容

《難經》書名"難"字,有問難之意。作者采用問答體裁,提出一些醫學上的疑難問題,進行學術探討,撰成八十一難。全書共一萬一千七百餘字,篇幅雖不大,而涉及的範圍,甚為廣泛,有脈學等診法、經絡、臟腑、疾病、俞穴和針刺治法等。楊玄操据呂廣注本,對八十一難重作條貫編次,使類例相從,基本按上述各類內容,順序編排,但亦有少數條文,錯雜不當,茲將本書主要內容,簡述如下:

(一) 診法(見一難至二十一難、六十一難)

本書以幾乎四分之一的篇幅,對脈診作了比較全面的闡述。主要內容有:①寸口脈是脈的大要會,並系於生氣之原,所以切脈獨取寸口,便可藉以判斷臟腑氣血的正常、異常和預後。②寸口脈寸關尺、浮中沉三部九候切脈法的切脈位置、長度範圍及切按時指下用力輕重定量。③寸口脈的三種分部法:其一為浮中沉的五臟分部;其二為寸關尺的十二經分部;其三為配合呼與吸以別五臟等分部原則。④脈分陰陽,如尺與寸,沉與浮,遲與數,短與長,濇與滑等。⑤脈分五臟,男女有別,與四時相應,脈以胃氣為本。凡脈無胃氣,脈不應臟,脈不應時,太過不及,動而中止,男女異位,皆為病脈,其尤甚者為死脉。⑥望、聞、問、切四診,各有其檢查範圍和診斷意義。切脈必須與其他診法結合應用,相互參照,以作出判斷。

(二) 經脈(見二十二難至三十難、四十六難、四十七難)

主要內容有:①經脈中營衛氣血來源於飲食物。營行脈中,衛行脈外,陰陽相貫,如環無端,營運全身,朝於寸口、人迎,藉以處百病,決死生。②十二經脈分屬於六臟六腑。其中心主與三焦相爲表裏,俱有名而無形。手足三陰三陽十二經的流注與走向均有一定規律。頭爲諸陽之會,所以人面耐寒。人的寤寐亦與經脈血氣盛衰及營衛運行有關。十二經脈受邪,先病在氣,爲"是動";後病在血,爲"所生病"。手足三陰三陽經氣絶時,出現種種症候,可據以判知吉凶。③絡脈十五,即十二經脉各有一絡,加脾之大絡,陽蹻之絡和陰蹻之絡。④奇經八脈之名稱、起止部位、循行分布的概況及其病候。奇經八脈不拘於十二正經,而對十二經氣血起着溢蓄調節的作用。⑤人體全身的大經脈,包括十二正經、任脈、督脈與蹻脈的總長度爲一十六丈二尺。

(三)臟腑(見八難、三十一難至四十七難、六十六難)

臟腑部分着重討論臟腑的解剖生理和功能聯系。主要内容有:①五臟分屬五行,它們與自然界事物、四時季節、地理方位,和人體自身組織器官有廣泛聯系,並各有專屬關係。②五臟的形態、重量及所藏。人體自口唇至肛門整個消化道各部位和内臟的長度、廣度、容量、重量、内容物,及其中七道重要的"門户"——七衝門的名稱。③三焦爲六腑之一,有名而無形。但上、中、下三焦各有其部位和功能。三焦又爲原氣之别使,三焦之原在腎間動氣。腎間動氣是生命之根本,也是十二經脈五臟六腑之根本、呼吸之門、守邪之神。④腎有兩臟,左爲腎,右爲命門,兩者相通。命門藏精繫胞,舍精神,繫原氣。

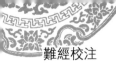

（四）疾病（見十六難、四十八難至六十難）

疾病部分討論病因、病機、辨證及病證，主要内容有：①病因方面：提出了風、寒、暑、濕、熱等外感因素，憂愁、思慮、恚怒等情志因素以及飲食不當，勞倦過度等。病因不同，所傷臟腑亦異。着重論述了"正經自病"與"五邪所傷"兩類不同性質的疾病，並舉例作示範説明。②病機方面：疾病發生後，變化不一。病機有虛實之異；病勢有出入緩急；病位有臟腑表里。臟病腑病可以相互傳變。一般而言，在腑易治，入臟難療。傳其相生者易愈，傳其相勝者難痊。③辨證方面：要求運用望、聞、問、切等各種診法，全面細緻地觀察病人的外證，内證，及色、臭、聲、味、液等各方面的異常情況，了解病人的所喜、所惡等，作爲辨證的客觀依據。提示了虛實辨證、臟腑辨證等辨證方法。④病證方面：對傷寒、積聚、泄瀉、癲狂、頭痛、心痛等幾種常見疾病的發病情況、證候表現、病變所在，以及預後診斷等，作了簡單扼要的敍述。

（五）俞穴 （見四十五難 六十二難至六十八難）

俞穴部分討論五俞穴、原穴、會穴、俞募穴等重要俞穴的問題。主要内容有：①十二經脈中井、滎、俞、經、合五俞穴的氣血流注情況及其所主治之病證。陰經與陽經五俞穴的五行屬性，互不相同。②十二經脈各有一原穴的名稱，六條陰經的原穴，與俞穴相同。原穴乃三焦行使原氣留止之處，能通治各該經脈所主臟腑之疾病。③八會穴：人體中，臟、腑、筋、髓、血、骨、脈、氣八者各有一個會穴,能主治熱病在內的諸證。④俞穴與募穴:五臟之俞皆在陽,背爲陽,故俞穴皆在背部,亦稱"背俞"。五臟之募皆在陰,腹爲陰,故募穴均在腹部。

（六）針法（見十二難、六十九難至八十一難）

針法部分討論有關針刺治療的某些原則和方法。主要內容有:①針刺應當根據經脈的陰陽表里,營衛的流行往來,而采用迎隨之法。必須掌握虛則補之,實則瀉之的治療原則,切不可犯實實虛虛,損不足而益有餘之戒。②針刺治療要掌握疾病的傳變規律,對可能受病之臟,適當採取一些預防措施,如肝病先實脾氣等,以防止疾病的傳變發展。③針刺選穴、進針深淺和針刺手法,都必須根據四時季節、疾病的五臟所屬、營衛補瀉的要求、俞穴的部位與性能以及男女性別等,而有所不同。④針刺治療,一般可對有病的本臟腑、本經脈進行補虛瀉實以調之,此外,亦可根據五行生克的關係,採用"實則瀉其子,虛則補其母"、"東方實,西方虛,瀉南方,補北方"以及先補後瀉等治療原則,進行調治。⑤針刺必須重視經脈中經氣的來與去。醫者在進行針刺時,應注意左右手配合操作,採用按壓、彈努、爪切、搖動、推內、引伸等手法,以催動和引導經氣。

三、《難經》的學術思想

歷代醫家對《難經》一書,褒貶不一,多數贊譽有加,稱之爲"醫經之心髓,救疾之樞機"（楊玄操《難經集注·序》);"醫之有《難經》,句句皆理,字字皆法。"（蘇

軾《楞伽經·跋》);"擴前聖而啟後賢"(滑壽《難經本
義·序》);"真千古解人"(黃元御《難經懸解·序》)。但到
了近代,貶之者則云:"中國古醫書之荒謬者,無過於《難
經》"(惲鐵樵語。引自黃雲眉《古今偽書考補正》);"今
之《難經》,蓋由好事醫生冒《八十一難》之名,雜摭《靈》
《素》,益以荒謬之語而成,此不通之怪書耳。"(《古今偽
書考補正》)。一褒一貶,天淵之別。此外,亦有以偽書目
之者。(姚際恒《古今偽書考》)

　　書無真偽。古代醫書多不署撰者,托名者比比皆是,
如《黃帝內經》《神農本草經》等,豈能因其托名而摒棄
之?對古醫籍的評價,必須從當時歷史條件出發,根據其
內容、學術思想,對後世的貢獻和影響,以及存在的問題
等,作客觀的分析,然後作出判斷。

　　在《難經》中,既有對古代醫經的闡釋,發前人所未
發;亦有獨樹一幟的學術觀點,自成理論系統。論述如下:

(一)《難經》與《內經》屬於不同的學術流派

　　《難經》的學術是否淵源於《內經》?這兩部著名的
古醫經是否屬於同一學派?這些問題不僅關係到這次校
注整理工作中,究竟能否都以《內經》校改《難經》,也關係
到對《難經》一書學術地位的評價。因此必須進一步深入
探討。關於《難經》的學術淵源,自古以來,學者們絕大多
數意見認爲淵源於《內經》。如"《黃帝內經》二帙,帙各
九卷。越人乃採摘英華,抄撮精要,二部經內,凡八十一
章,勒成卷軸,伸演其道。"(《難經集注·序》)"蓋本黃帝
《素問》、《靈樞》之旨,設爲問答,以釋疑義。"(《難經本

義·序》）"以闡明《内經》要旨爲主"（《難經白話解·前言》）。但是，也有少數醫家認爲"其理論與《素》《靈》時有出入，蓋當先秦之世，學説昌明，必各有所受之。"（《難經彙注箋正·序》），甚至提出：《難經》雖原《内經》，而其實別是一家言。"（《難經疏證·黄帝八十一難經解題》）

查《難經》中，引"經言""經云""經曰"者凡三十七處，其中僅部分見於今本《内經》，亦有不稱"經言"而見於《素》《靈》兩書者。《内經》既成書於前，《難經》作者援引其内容，加以伸演，是可能的。但從《難經》全書内容，尤其是某些名詞概念和學術思想觀之，確屬別是一家之言，其與《内經》並非同一學術流派。論證如下：

（1）關於三部九候：十八難明確指出："三部者，寸、關、尺也。九候者，浮、中、沉也。"《素問·三部九候論》則云："人有三部，部有三候……上部天，兩額之動脈；上部地，兩頰之動脈；上部人，耳前之動脈。中部天，手太陰也；中部地，手陽明也；中部人，手少陰也。下部天，足厥陰也；下部地，足少陰也；下部人，足太陰也。"乃指人體全身上、中、下三部，九個動脈部位而言的。此與《難經》的獨取寸口診法，在寸、關、尺三部，各以三種輕重不同指按用力，而得之九候脈象，概念迥異。

（2）關於真藏脈：三難云："遂上魚爲溢，爲外關内格，此陰乘之脈也……遂入尺爲覆，爲内關外格，此陽乘之脈也，故曰覆溢。是其真藏之脈，人不病而死也。"但《素問·平人氣象論》云："人以水穀爲本，故人絶水穀則死，脈無胃氣亦死。所謂無胃氣者，但得真藏脈，不得胃氣也。"即脈無胃氣爲真藏脈。此與《難經》的真藏脈，絶不相同。

（3）關於"是動"與"所生病"：二十二難曰："經言是動者氣也,所生病者血也。邪在氣,氣爲是動;邪在血,血爲所生病……故先爲是動,後所生病也。"在《靈樞·經脈》中詳列十二經脈"是動則病"和"是主×所生病者"的具體病候,其中僅三焦手少陽之脈主氣所生病,胃足陽明之脈主血所生病,而從總的方面則並無氣血先後之分。《靈樞》原文中兩個"是"字,都是指示代詞,即指本經脈而言。"是動則病"意爲:這條經脈發生變動時所能出現的病證。"主"是主治的意思,觀馬王堆漢墓出土古醫書《陰陽十一脈灸經》所載類似內容中,在"主"字之後,均有"治"字,可證。則"是主×所生病者"意即:這條經脈的俞穴所能主治的病證。這與《難經》所述,在概念上顯然不同。因此,本難首稱"經言"當另有古醫經所本。

（4）關於命門:命門一詞,於《靈樞》中凡兩見:《根結》云："太陽根於至陰,結於命門,命門者目也。"《衛氣》云："足太陽之本,在跟以上五寸中,標在兩絡命門,命門者目也。"文字雖略有出入,而命門均指人之兩目。在《難經》中兩見於三十六、三十九難。將命門作爲一個臟器,精神所舍,原氣所繫,藏精繫胞,其氣與腎通。兩者涵義截然不同。

（5）關於十五絡:《靈樞·經脈》與二十六難所載十五絡,除十二經脈各一絡和脾之大絡,兩書相同外,另兩絡前者爲任脈、督脈之別,後者爲陽蹻之絡與陰蹻之絡。

此外如十二經原穴以及井滎俞經合五時刺法等,兩書亦均有差異以上種種,兩書對同一名詞的解釋,內涵各不相同。《難經》學術並非淵源於《內經》,於此可爲有力佐證。

(二) 獨取寸口,脈證相參的整體辨證觀

在人類與疾病的鬥爭中,古代醫家爲了要認識疾病,在毫無醫學診察工具的條件下,充分發揮聰明才智,利用自己的雙手與五官,通過長期實踐,摸索出一套望、聞、問、切宏觀整體的診斷方法,歷代醫家不斷改進,逐步提高,日趨完善。其中獨取寸口的切脈診法,雖在《内經》中已經提出,而實首創於《難經》。

(1)《難經》在古代十二經皆有動脈以切脈診斷的基礎上,單獨選擇兩手寸口手太陰經的動脈,作爲切脈部位,提出了"寸口脈爲脈之大要會……五臟六腑之所終始"的理論,首創寸、關、尺三部定位,及寸、關、尺,浮、中、沉三部九候,並提出"脈有三部,部有四經"確定了十二經脈在寸、關、尺的相應部位等一整套切脈診法。由於此法反應靈敏,簡單方便,只切手腕,不及其他各部,在封建社會尤具其優越性。因此能得到普遍推廣和應用,取代了古代全身三部九候的診脈法。這是脈學史上的一個重要突破,爲我國脈學的發展,開拓了道路。直至今日,寸口三部九候診法,仍爲廣大中醫界臨牀切脈的基本方法,作爲診察和判斷疾病的重要手段,構成了中醫學中的一大特色,這是《難經》對中醫學術的傑出貢獻。故長期以來,有稱《難經》爲脈學之書的。

《難經》中指出:通過切按脈象,以測知人體陰陽虛實(六難),臟腑寒熱(九難),邪正剛柔,五臟的正常與異常(十難)、太過與不及(三難),疾病的輕重、進退、吉凶(十四難)、與所苦不同(五十八難)以及元氣的存亡(十四難)等。

(2)《難經》對其他各種診法,亦相當重視,望、聞、問、切,各有其適應的診察範圍和診斷價值(六十一難),不可偏廢。如觀察"皮聚而毛落""血脈虛少""肌肉消瘦,飲食不能爲肌膚""筋緩不能自收持""骨痿不能起於牀"等,以診斷虛損之病及其發展趨勢、預後吉凶(十四難)。通過觀察骨、肉、齒、髮、筋、唇、舌、陰器、皮毛、津液、血脈、面色、目、神志、汗液……等的變化,以測候十二經的經氣和預測死期(二十四難)等。

(3)《難經》強調各種診法的綜合應用,相互參照。指出"色與脈當相參應""五色皆見於面,亦當與寸口、尺內相應""五臟各有聲、色、臭、味,當與寸口尺內相應"(十三難)。視其相應與否,以判斷預後。"脈不應病,病不應脈,是爲死病也。"(十八難)

在脈證相參時,脈與證兩者究應以何者爲主? 對於這一問題,《難經》中某些經文的叙述作了很好的囘答:如"人形病,脈不病,曰生;脈病,形不病,曰死"(二十一難)"診病若吐血,復鼽衄血者,脈當沉細,而反浮大而牢者,死也。病若譫言妄語,身當有熱,脈當洪大,而反手足厥逆,脈沉細而微者,死也。病若大腹而泄者,脈當微細而濇,反緊大而滑者,死也。"(十七難)以上強調了脈的重要性。同一證候,脈象不同,預後迥異。在相鄰的一條經文中則云:"……假令得心脈。其外證:面赤,口干,喜笑;其內證:齊上有動氣,按之牢若痛;其病:煩心,心痛,掌中熱而踠。有是者心也,無是者非也。假令得脾脈。其外證:面黄,善噫,善思,善味;其內證:當齊有動氣,按之牢若痛;其病:腹脹滿,食不消,體重節痛,怠墮嗜臥,四支不收,有是者脾也,無是者非也。"(十六難)指出了即使診得某臟之脈,亦不能據此便診斷爲某臟之病,必須根據其所出現的一系列外證、内證和病痛,才能作出判斷。這裏又突出了證的重要性。以上理論對後世的"捨證從脈,捨脈從證"的診斷原則,很可能有所啟示。體現了辨證的整體觀。

(三) 以腎(命門) —元氣(原氣) —三焦爲軸心的整體生命觀

突出以腎(命門)元氣爲根本,三焦爲別使的生理病理學説,是《難經》不同於《内經》的獨特的理論體系,它也貫穿於診斷、治療等各個方面。這種對生命的基本觀點,反映了人體内在的統一整體思想。論述如下:

(1) 元氣爲生命之根本:原文曰:"上部有脈,下部無脈,其人當吐,不吐者死。上部無脈,下部有脈,雖困無能爲害。所以然者,人之有尺,譬如樹之有根,枝葉雖枯槁,根本將自生,脈有根本,人有元氣,故知不死。"(十四難)原文强調元氣的重要性。所謂"元氣"或稱"原氣",亦即"生氣",乃是人體生命之根本,生死之所繫。元氣之存亡,反映在寸口脈的下部,亦即尺部。

(2) 生氣之原在腎間動氣:然則,尺部爲何臟所主呢? 原文指出:"脈有三部,部有四經。……足少陰、太陽水也,金生水,水下流而不能上,故在下部也。"(十八難)可知"下部"爲足少陰腎和足太陽膀胱所主。下部無脈,主要反映了足少陰經腎氣的枯絶。所以原文明確指出:

"所謂生氣之原者,謂十二經之根本也,謂腎間動氣也,此五臟六腑之本,十二經脈之根,呼吸之門,三焦之原,一名守邪之神。故氣者,人之根本也,根絶則莖葉枯矣。寸口脈平而死者,生氣獨絶於内也。"(八難)"齊下腎間動氣者,人之生命也,十二經之根本也,故名曰原。"(六十六難)說明了生氣之原在齊下腎間動氣,所謂"動氣",即生氣、原氣動力之原,故稱之爲"原",對内十二經五臟六腑之生命元氣由此發動;對外抗御病邪之機轉,以此爲户樞,故又名"守邪之神"。

(3) 命門繫原氣,舍精神,其氣與腎通:腎有兩臟,"其左者爲腎,右者爲命門。命門者,諸精神之所舍,原氣之所繫也,男子以藏精,女子以繫胞。(三十六難)"命門者……其氣與腎通。"這里雖説左爲腎,右爲命門,但兩者之氣既相通,同爲原氣之所繫;且命門之"藏精""繫胞""精神之所舍"與"腎藏精與志"(三十四難)亦完全一致,可見命門與腎兩者一而二,二而一,原不可分割。

(4) 三焦爲原氣之別使:人之原氣,來源於水穀之精氣。人在生命活動過程中,不斷消耗精氣,依賴攝入飲食物以得補充,而生生不息。這一過程,主要通過三焦氣化來完成。"三焦者,水穀之道路,氣之所終始也。上焦者,在心下,下膈,在胃上口,主内而不出。……中焦者,在胃中脘,不上不下,主腐熟水穀。……下焦者,當膀胱上口,主分别清濁,主出而不内,以傳導也。"(三十一難)通過三焦之氣化作用,化生之元氣,在腎間"呼吸之門"(八難)結合天之清氣,成爲生氣之原的動氣,由三焦爲之行使布敷於十二經五臟六腑。故腎間動氣亦爲三焦之原（八難）。"三焦者，原氣之別使，主通行三氣，經歷於五臟六腑。"（六十六難）由於三焦的功能，如此重要而又廣泛，它關係於一身元氣之來源與行使"主持諸氣，有名而無形"（三十八難），它的形象不同於其他五臟六腑，故稱之爲"外腑"，並以"原"作爲"三焦之尊號"（六十六難）。

（5）原氣之所止爲十二經原穴：人之原氣由腎間發動，通過三焦之主持，行使於經脈臟腑，在行使過程中，其原氣留止之處，稱爲"原穴"。故"五臟俞者，三焦之所行，氣之所留止也……故所止輒爲原。五臟六腑之有所病者，皆取其原也。"（六十六難）該難經文詳列十二經原穴之名稱。由於這些原穴爲原氣留駐之處，所以能治臟腑之病，成爲臨牀常用的重要俞穴。

綜上所述，以腎（命門）—元氣—三焦爲軸心的生命觀，貫穿於醫學的各個環節，自成系統。這一理論開命門學說的先河，對歷代醫家產生極爲深遠的影響。如華陀《中藏經·論腎臟虛實寒熱生死逆順脈證之法》云："腎者，精神之舍，性命之根……腎氣絕則不盡其天命。"明·虞摶《醫學正傳》云："夫人有生之初，先生二腎，號曰命門，元氣之所司，性命之所繫焉。是故腎元盛則壽延，腎元衰則壽夭，此一定之理也。"明·張介賓《景岳全書·傳忠錄》云："命門爲精血之海……爲五臟六腑之本，爲元氣之根""一陽之元氣，必自下而升，而三焦之普護，乃各見其候……此以三焦論火候，則各有所司，而皆歸之命門……此實生生之本也。"諸家之論，顯然均淵源於

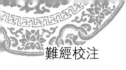

《難經》。

　　（四）以五行生尅規律爲指導的整體防治觀

　　五行學説起源甚早,在《内經》時,五行已被引進於醫學領域。在《難經》中,應用較多,尤其突出在運用五行生尅規律,指導針刺的防病治病原則,爲《難經》以前古籍所未見。論述如下:

　　（1）經脈與俞穴的五行屬性和生尅關係:十二臟腑與十二經脈各有五行所屬,和相生相克關係。如"手太陰、陽明金也;足少陰、太陽水也。金生水""足厥陰、少陽木也,生手太陽、少陰火""手心主、少陽火,生足太陰、陽明土……此皆五行子母更相生養者也。"(十八難)不僅經脈分五行,十二經的井、滎、俞、經、合諸穴,亦各具五行屬性,其六陽經與六陰經互不相同。如"陰井木,陽井金;陰滎火,陽滎水;陰俞土,陽俞水;陰經金,陽經火;陰合水,陽合土。陰陽皆不同。"(六十四難)

　　（2）疾病的發生和傳變規律:人是一個整體,任何經脈和臟腑,都不是孤立的,它們之間有相生關係,亦有相尅關係。疾病的發生,有本臟本經受邪,亦有他臟他經傳變而得。傳變的規律,有按相生關係,亦有按相尅關係。如"心病傳肺,肺傳肝,肝傳脾,脾傳腎,腎傳心。"爲"傳其所勝"。"心病傳脾,脾傳肺,肺傳腎,腎傳肝,肝傳心,是母子相傳。"(五十三難)有母病傳子,子病傳母,如"肝邪干心""脾邪干心"。有傳其所勝,傳其所不勝,如"腎邪干心""肺邪干心"(十難)等。

　　（3）根據五行生尅的補瀉法則:其一爲"實者瀉其

子,虛者補其母,當先補之,然後瀉之。"(六十九難)凡由他經、他臟傳變而病者,取其母經或子經的俞穴。如手少陰心屬火,病實則瀉其子經足太陰脾;病虛則補其母經足厥陰肝。凡"正經自生病,不中他邪者",則取本經的母穴或子穴。如"迎而奪之者,瀉其子也;隨而濟之者,補其母也。假令心病,瀉手心主俞,是謂迎而奪之者也;補手心主井,是謂隨而濟之者也。"(七十九難)取手心主者,代手少陰之故。陰俞土爲火之子,陰井木爲火之母。其二爲"東方實,西方虛,瀉南方,補北方。"(七十五難)舉肝實肺虛爲例,治療不直接瀉肝水,補肺金,而根據"子能令母實,母能令子虛。"的原則,採取瀉火、補水之法。以瀉肝木之子,補肝木之母,以治肝實;補肺金之子,除剋金之火,以治肺虛。從而達到調治之目的。其三爲"肝病實脾"。原文云:"所謂治未病者,見肝之病,則知肝當傳之與脾,故先實其脾氣,無令得受肝之邪,故曰治未病焉。"(七十七難)這是根據五行相剋關係,推測疾病之傳變,對可能受病之臟,使用補法,以防止疾病的發展。

以上依據五行生剋關係,所提出的種種防病、治病原則,雖屬舉例,而能啓示讀者領會其精神,並舉一反三,樹立整體聯繫的防治觀點,和隨機靈活的思維方法,則庶幾乎近矣。

（五）天人相應的内外統一整體觀

"天人相應整體觀"是中醫學的基本觀點。早在《内經》中已有"與天地相應,與四時相副,人參天地。"（《靈樞·刺節真邪》）"人以天地之氣生,四時之法成。"（《素

問·寶命全形論》）。在《難經》全書中,也貫穿了這一思想。論述如下:

（1）脈象與時令相應:同自然界的草木等生物一樣,人的脈象,亦常隨時令季節的更迭而有差異。如一年三百六十日,分爲六個時段,"冬至之後,得甲子少陽王,復得甲子陽明王……"各時段都有當令的王脈,它們是:"少陽之至,乍大乍小,乍短乍長;陽明之至,浮大而短……"（七難）。如以一年分爲四季,亦有四時不同之脈象。如"春脈弦,夏脈鈎,秋脈毛,冬脈石。"（十五難）這是四時的王脈,均以胃氣爲本,爲無病之平脈。反此者,脈少胃氣爲病脈,脈無胃氣爲死脈。如"春脈弦……益實而滑,如循長竿曰病;急而勁益强,如新張弓弦曰死。""夏脈鈎……來而益數,如鷄擧足者曰病;前曲後居,如操帶鈎曰死……"（十五難）

（2）疾病與季節的關係:"肝、心、脾、肺、腎,……四時有數,而并繫於春、夏、秋、冬者也。"（七十四難）五臟各與四季相應,四季五臟各有王時,王者不受邪。如"脾季夏適旺"肝病傳脾,脾不受邪;"肺以秋適王",心病傳肺,肺不受邪,……等（五十六難）。五臟之積的得病,多於其相勝之月日。如"肝之積肥氣……以季夏戊己日得之"爲木尅土;"心之積伏梁……以秋庚辛日得之"爲火尅金等。而經脈的氣絶,則多死於其所不勝的時日,如"少陰者,冬脈也。""足少陰氣絶……戊日篤,己日死。"爲土尅水;"足太陰氣絶……甲日篤,乙日死"（二十四難）爲木尅土等。

（3）針刺治療與經氣之季節變化相應:人的經脈之氣

循環周流,運行全身,亦隨季節氣候而有所變化,針刺治療,進針深淺,必湏與時令相應。"春夏者,陽氣在上,人氣亦在上,故當淺取之;秋冬者,陽氣在下,人氣亦在下,故當深取之。"(七十難)除了"春夏刺淺,秋冬刺深"外,由於十二經井、滎、俞、經、合諸穴,亦與四季相應,"所出爲井,井者東方春也,萬物之始生,故言所出爲井也。所入爲合,合者,北方冬也,陽氣入藏,故言所入爲合也。"(六十五難)所以針刺取穴時,"春刺井,夏刺滎,季夏刺俞,秋刺經,冬刺合。"(七十四難)以上體現了人與自然界內外環境的統一整體觀。

《難經》學術思想對後世的影響甚爲深遠。但限於歷史的條件,其中也存在一些不情不實的內容。如第十九難以"男子生於寅,寅爲木,陽也;女子生於申,申爲金,陰也"解釋"男子尺脈恒弱,女子尺脈恒盛"的現象。第四十難以"金生於巳""水生於申"解釋鼻何以知香臭,耳何以能聞聲音的生理功能。第三十三難以"木得水而浮""金得水而沉"和"乙角,庚之柔""辛商,丙之柔"等陰陽婚配關係來解釋"肺得水而浮""肺熟而復沉""肝得水而沉""肝熟而復浮"的物理現象。第四十一難以春季木始生兩葉,解釋肝有兩葉的解剖形態。如此等等,都是很難説明問題的。但瑕不掩瑜,《難經》的成就和貢獻仍是主要的。它的腎(命門)—元氣—三焦的獨特理論和寸、關、尺三部九候的診脈方法等,都已成爲中醫學理論體系的重要組成部分。爲此,後世醫家常把《內》、《難》並稱,並將《難經》與《內經》、《傷寒雜病論》、《神農本草經》並列爲四大經典著作,是有一定理由的。

四、《難經》校注本及版本源流簡析

(一)《難經》的早期流傳

《難經》問世後,後漢張仲景撰寫《傷寒雜病論》時,曾作爲古訓參考書,稱爲"八十一難"。考《傷寒論》的"平脈法"、"傷寒例"所引《難經》文字,與現存通行本《難經》頗有出入。説明當時《難經》,古傳本已非一種。

(二) 北宋以前注本

現知最早的注本是三國·吳太醫令吕廣的《黄帝衆難經》(見《隋志》引梁《七録》)。唐代楊玄操據吕廣注本對《難經》作了一番編次整理,保留了吕氏注文(共二十四難),原文仍舊八十一首,對吕氏未解及解釋未盡者作了補注。以上吕楊注本均已亡佚,其内容收入現存的《難經集注》之中。楊氏保存了這一珍貴古籍,但原文前後次序經他"類例相從,條貫編次"的變動,遂使《難經》原貌從此盡失。

(三) 北宗校本及音釋本

現知第一個校《難經》者是王九思(有關其時代考證見後)。此後王鼎象再校正,王惟一重校正(均見《醫籍考》轉引《難經俗解抄》卷首)。北宋天聖四年(一〇二六年)有集賢校理晁宗愨、王舉正等組織醫官校定《素問》等三部醫書。《難經》是其中之一。以上三種校本均已不存。而其姓名均見於《難經集注》卷首的撰人項中,所校内容當在該書中,但均無校記。

此外《難經集注》撰人項中尚有石友諒音釋。石氏生平不詳,馬繼興氏從其別號"東京道人"分析,認爲"音釋本應是北宋産物",蓋"東京系指北宋都城汴京(今開封市),南宋以後遷都臨安,已無東京之稱"了。(見《經典醫籍版本考·難經》)

(四)北宋注釋本

宋代注釋者不下十餘家(見附録),其注本多已亡佚。主要有丁德用《補注難經》五卷(一〇六二年),虞庶《注難經》五卷(一〇六七年)。以上二書見《郡齋讀書後志》《文獻通考》等書目。楊康候《注難經》卷數不詳,書名見《醫籍考》。丁、虞注文在醫理方面每多闡發,對吕、楊之注有所評議。注文中反映他們所據以注釋的《難經》古本内容,有不同於今之通行本者,對校勘有一定參考價值。楊康候的注文多與楊玄操相混,除虞注有九處提名楊氏可確定爲楊玄操注文外,餘均難辨。(見《難經集注》)

(五)《王翰林黄帝八十一難經集注》與《難經十家補注》

《王翰林黄帝八十一難經集注》簡稱《難經集注》。它保存了北宋以前的五家注、三家校及一家音釋,是現存的最早注本。

《難經十家補注》是《難經集注》的前身,其書早佚,書名首見於日本野間君(成式)、野間仁夫(成已)父子所持亡名氏《難經俗解鈔》之卷首。其文如下:

"所謂十家,并越人而言之。曰盧·秦越人撰,吳太醫呂廣注,濟陽丁德用補注,前歙縣縣尉楊玄操演,巨宋陵陽草萊虞庶再演,青陽楊康候續演,琴臺王九思校正,通仙王鼎象再校正,東京道人石友諒音釋,翰林醫官朝散大夫殿中省尚藥奉御騎都尉賜紫金魚袋王惟一重校正,建安李元立鋟木於家塾。"(見丹波元胤《醫籍考》轉引)

以上十家姓名亦見於《難經集注》每卷卷首的撰人項中。僅排列次序稍有前後,並删去官銜籍貫。故馬繼興氏認爲《難經集注》係《難經十家補注》的重刻改訂本。(見《經典醫籍版本考·難經》)

但關於《難經集注》的最後集輯者何人? 有不同説法,有稱北宋王翰林惟一,有稱明代王九思。前後相差達四百六十餘年。如確係明代,則在《本義》之後矣。爲了確定其成書年代,茲據《中國醫籍考》及其他有關資料,考證如下:

(1) 關於王翰林:明初呂復曾提出:"宋王惟一集五家之説"(見《九靈山房集·滄州翁傳》)。王惟一既是《難經十家補注》的最後一位"重校正"者,且官居翰林醫官,則"王翰林"很可能就是王惟一。但史載王惟一在宋仁宗天聖五年(公元一○二七年)奉敕鑄造針灸俞穴銅人。而《難經集注》中的丁德用(一○六三年)、虞庶(一○六七年)、楊康候(一○九八年)等三位注釋者年代都在其後,因此丹波元胤提出"惟一歷仕仁宗、英宗兩朝(一○二三——一○六七年),修銅人經之後經數十年而校正是書也。"(《醫籍考·醫經七》)。這是有一定理由的。但即使如此,

其重校正的時間至少仍在楊康候之前。故王惟一不可能
是《難經集注》的最後集輯者。

　　史載北宋初期，宋政府在天聖四年(一〇二六年)命集
賢校理晁宗愨、王舉正等人組織醫官校定了三部醫書，即
《素問》、《難經》和《諸病源候論》，於次年刊行(見《玉海》
卷六十三及《諸病源候論》宋、宋綏序)。參加這次校定《難
經》的，是不是王惟一呢？在王惟一之前的王鼎象又在什
麼時候再校正《難經》？王鼎象是否有可能是天聖四年
《難經》一書的校定者？他是否任過翰林醫官？這些問題
現尚難查考。又據何愛華氏考證，有名"王哲象"者，宋真
宗天禧年間(一〇一七——一〇二一年)累官兵部郎中與集
賢校理、太常博士、翰林學士。他有可能在天聖四年承擔
《難經》再校正的使命。(見《難經校注考索》)但王哲象與
王鼎象是否同一人？未能考證。姑存此一説。

　　(2) 關於王九思：守山閣本《難經集注》撰人署
"明·王九思等輯"，書首題"明·王九思、石友諒、王鼎象、
王惟一輯"。以王九思冠首，王惟一殿後，並均列爲明代
人。首提此説者爲日人林衡氏，他在佚存叢書本《難經
集注》跋文中云：蓋當時各家別行，至九思始掇輯，以便觀
覽耳。"此後清代諸藏書著錄如《四部叢刊書錄》《四庫
未收書目提要》及近代的一些書目均附和此説。但丹波
元胤認爲此説有誤，指出"祭酒林天瀑先生衡佚存叢書嘗
刻是書曰明王九思所編，蓋未深加考究也。"(《醫籍考》)
我們同意這種意見，王九思非明代人，本書亦非王九思所
編，考證如下：

　　1) 三位校者中王九思最早，王鼎象再校正，最後王惟

一重校正。王惟一既是北宋人,則王九思當在惟一之前。

2)《明史》卷二八六有王九思傳。此人字敬夫,號渼陂,鄠縣人。官至吏部主事、郎中,善歌彈詞曲,與康海、何景明等,號稱十才子。著有《溪陂集》《碧山樂府》《春遊記》等。既非醫家,亦未校過《難經》。而校《難經》之王九思,則系琴台人,顯非同一人。

3)明初呂復已見過《難經集注》,曾云"宋·王惟一集五家之説"(《九靈山房集·滄州翁傳》)時《明史》王九思猶未出生。

4)南宋·李駉《難經句解·序》中已提到"十先生",其中有王九思。

據此,校者王九思絕非明代人,亦非最後集輯者。丹波元簡提出:"王九思、王鼎象、石友諒雖他書無所見,其與惟一同爲北宋人無疑矣。"姑從此説。

(3)《難經十家補注》的集輯者及成書年代:日本亡名氏《難經俗解鈔》卷首有關於十家補注由"建安李元立鋟木於家塾"的記載。此説可信。據馬繼興氏考證李元立很可能是南宋人。蓋"南宋時期建安一地私家刻書之風極盛,尤多家塾木見稱。其中有名李氏建安書堂者,似即李(元立)氏家塾更易之名。"且李駉於南宋咸淳五年所撰《難經句解》自序中既已提到"十先生補注",則其成書年代至少在南宋咸淳五年之前,當無疑義。

《難經集注》初刊本已不存,年代不詳,《四庫書目》亦不著録,可見其書失傳已久,現在的傳世本是經流傳至日本而得以保存的。日本最早刊本爲日本慶安五年(公元一六五二年)武村市兵衛刊本。上海圖書館、臺北故宮博物院及日本內閣文庫均有收藏。此後,日本文化元年(一八〇四年)日本濯縷堂重刻本,中國中醫研究院、上海中醫學院有收藏。日本文久三年(一八六三年)日人林衡氏重刊,爲《佚存叢書》本。該書在國內流傳的有多種影印及排印本。如一九二四年上海涵芬樓影印本,一九五六年人民衛生出版社加句影印本。另有黃氏重刻本的《四部叢刊》影印本。清咸豐二年(一八五二年)金山錢熙祚作了校勘,並作夾注,收入《守山閣叢書》中,有《四部備要》本及一九五五年商務印書館排印本。(見附表)

(六) 紀天錫《集注難經》

全書五卷。金·紀天錫撰於金大定十五年(公元一一七五年)。(見《金史》卷一三一《本傳》)紀天錫,字齊卿,春安人。他彙集呂廣、楊玄操、高承德(宋人,撰《難經疏》)、丁德用、王宗正(南宋人,撰《難經疏義》)等五家之注,又駁其義。本書又名《難經集注》(見王圻氏《讀經籍考》),而其內容則與王翰林《難經集注》不同。此外又有名爲《紀天錫注難經》(見《補三史藝文志》)及《難經注解》(見《萬卷堂書目》)者,實係同一本書。原書已佚,今臺北故宮博物院善本書庫中藏有日本考古齋抄本一冊,不分卷。本書未見流傳。

(七)《黃帝八十一難經纂圖句解》

全書八卷。簡稱《難經句解》,又名《難經圖解》。撰者李駉,字子桂,號晞范子,南宋時人。成書於咸淳五年(公元一二六九年)。他在自序中云:“敬以十先生補注爲

宗祖,言言有訓,字字有釋。"所謂"十先生補注",當指
《難經十家補注》爲言。其編次亦與《難經集注》同。當
屬於同一系統。書前附圖三十餘幅,注文內容平平,明
代吕復的評價是"無所啟發"(見《九靈山房集·滄洲翁
傳》)。但宋代《難經》注本得以保存,並流傳至今者殊少,
故不無參考價值。初刊本已不存。現存最早者爲元刊本,
書名《新刊晞范句解八十一難》八卷。日本静嘉堂所藏
其影印本,已收入日本的《難經古注集成》中(一九八二
年)。此外尚有七卷本,收入《道藏》中。上海涵芬樓有道
藏的影印本。(見附表)

(八) 元代注本

元代《難經》注本有袁坤厚(字淳甫,古益人,成都醫
學官)撰《難經本旨》。謝縉孫(字堅白,盧陵人,元統間醫
候郎,遼陽路官醫提舉)撰《難經説》。陳瑞孫(字廷芝,慶
元人,温州路醫學正)與其子同撰《難經辨疑》。(以上均見
滑壽《難經本義》引用諸家姓名欄)其書均佚,而其部分内
容爲滑氏所援引。元代注本中,刊本最多,對後世影響較
大者爲元代末期至正二十一年(一三六一年)滑壽的《難經
本義》二卷(見《國史經籍志》)。滑壽,字伯仁,自號櫻寧生,
祖籍許州。滑氏採撫前人之注,旁蒐博引,疏其本義,頗有
闡發,並作校勘,有闕疑總類一篇,共校記十九條,大多屬
於理校,提出疑問及意見,但不加改動。當時《難經集注》
在國內亦已失傳。再從本書所引用書目及古醫家姓名觀
之,可見其淵源並非來自《難經十家補注》,而自成係統。

本書初刊本已不存,明初以後經歷代反復刊刻,流

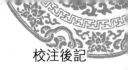

傳甚廣。現存最早者爲明萬曆十八年（一五九〇年）藍印本（上海圖書館藏）。其次爲明萬曆二十九年（一六〇一年）《古今醫統正脈全書》本。其他刊本包括日本刊本不下十餘種（見附表及附錄）。其中有作了校勘、注釋或評述。如周學海《增輯難經本義》，對本書作了校勘；張壽頤《難經彙注箋正》對本書闕疑總類一篇逐條進行評述。一九六三年人民衛生出版社排印本，曾根據本書的《醫統》本，並參考了《四庫全書》抄本及《周氏醫學叢書本》等原文進行校勘，並附校後記。計校出諸本有出入者二百三十條，其中屬於《難經》原文者五十一條。近年來南京中醫學院編《難經校釋》，天津中醫學院郭靄春主編《難經集解》，亦均據《難經本義》進行校勘。此外，日本方面研究本書的學者亦復不少。除刊本（見附表）外，再注本有《難經本義抄》，一三六一年玄由再注。有寬永二十一年（一六四四年）黑澤玄長刻本。《難經本義摭遺》一六四九年貞竹玄節著，有萬治三年（一六五九年）谷岡七左衛門刻本。《難經本義疏》明治五年（一八七二年）山田業廣撰，係手稿本。《難經本義大抄》二十七卷，一六七八年森本。昌敬齋玄閑輯，日本東洋醫學研究會《難經古注集成》影印本（據寬延三年刻本影印）。此外尚有玄由所撰《難經本義捷徑》《難經本義古抄》（見於《難經本義大抄》所引諸書）等。

（九）明代刊本及注本

《難經》白文本一卷無注文，刊年不詳，收入明初刊刻的《醫要集覽叢書》中，中國中醫研究院及上海圖書館有收藏。

《勿聽子俗解八十一難經》七卷(包括首卷一卷,附圖二十八幅,明正統三年(一四三八年)熊宗立撰。注釋文字淺顯,便於初學者閱讀。刊於成化八年(一四七二年)今有日本翻刻成化八年鰲峰氏中和堂本影印本(中醫古籍出版社),及日本寬永四年(一六二七年)復刊本。中國中醫研究院藏。

《圖注八十一難經》八卷,明正德元年(一五〇六年)張世賢撰。附圖表。其注釋多隨文演義,較少闡發。又名《圖注八十一難經辨真》。最早版本爲正德五年(一五一〇年)吳門沈氏碧梧亭校刊本,上海中醫學院藏。清順治年間馬之驥校定爲四卷本。自清代以後復刻本數十種,是刊本最多,流傳甚廣的一種注本。

《八十一難經評林捷徑統宗》六卷,明萬曆二十七年(一五九九年)王文潔撰。又名《鋟王氏秘傳圖注八十一難經評林捷徑統宗》。現有萬曆二十七年書林安正堂本。上海中醫學院藏。

《難經正義》九卷,明代馬蒔注。有明萬曆寶命堂刻本,中國科學院藏,僅存一至五卷。其他明代注本見附錄。

(十)清代以後注本

清代以後注本甚多(見附錄),較早者有:

《難經直解》二卷,莫熺注。撰於康熙八年(一六六九年),收入《莫氏錦囊十二種》中。

《難經經釋》二卷,徐大椿撰。徐氏崇信《內經》,凡辨論考證均以《內經》爲主要依據,凡有不合經旨者,便援引原文加以駁斥。其注文常前後參照，有助於理解。本書刊於雍正五年（一七二七年）。以後廖平撰有《難經經釋補正》（一九一三年），補徐注之不足並加評述。該書刊於《六譯館醫學叢書》中。

《古本難經闡注》四卷。清乾隆元年（一七三六年）丁錦所注。他在自序中提到其在雍正八年於武昌參政朱公處見到所藏"古本"《難經》（四明張靜齋本），經與傳世的坊本對照，八十一難原文次序不相同。於是參考滑壽等十七家之説，加以注釋評述，删去原有附圖。初刊於乾隆三年（一七三八年），此後有多種復刻本（見附錄）。本書自成系統，此後陳頤壽《古本難經闡注校正》）一九二九年）及白雲閣藏《原本難經》（刊於一九三九年）黃竹齋《難經會通》（一九四五年）等均以此爲藍本。

《難經正義》六卷，清葉霖撰（一八九五年），有考證、有分析。惟在詮譯臟腑部分時雜采西醫學説，不免有牽強之處。本書收入《珍本圖書集成》中。

民國期間注釋者有孫鼎宜《難經章句》、張壽頤《難經彙注箋正》、吳保坤《難經集義》等近三十家。或自注，或集注，或對前人注釋加以補注、評論、箋正，在水平方面較諸前代，有所提高。

近年來，不少學者除對本書進行校注外，並將原文作白話文譯解。如陳璧琉《難經白話解》（一九六三年），南京中醫學院《難經譯釋》（一九六一年）、《難經校釋》（一九七九年），郭靄春《難經集解》（一九八四年）等。此外部分學者如范行準、何愛華、萬方、黃維三等，對本書的成書年代、作者生平、學術思想等，從不同角度進行研究，

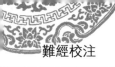

開展學術爭鳴,撰文發表於各種雜志,爲《難經》一書的研究作出一定貢獻。

(十一)日本學者對《難經》一書的研究,不泛其人。如一三六一年玄由注《難經本義抄》六卷,有日本寬永二十一年(一六四四年)黑澤玄長刻本。一六七九年名古屋玄醫撰《難經注疏》日本天和三年(一六八三年)宜春門人伊藤素安刻本……等不下二十種(見附録)。丹波元胤《中國醫籍考》對《難經》的作者、注本、注者作了一番考證。並撰《難經疏證》選輯古代諸家注釋,提出自己見解,訓釋疑義,實有助後學。

此外,西德學者文樹德,廣搜《難經》各家注本,進行集注。

五、《難經》整理研究工作概要

《難經》整理研究工作,包括《校注本》及其姊妹篇《語譯本》。此項任務是衛生部一九八二至一九九〇年中醫古籍整理出版九年規劃中第一批十一種重點古籍之一,列入衛生部科研項目,由上海中醫學院承擔。凌耀星教授擔任主編,執筆編寫,並全面負責整理研究工作;碩士胡文駿講師、包來發助理研究員爲協編,組成《難經》整理研究課題組。

一九八三年四月任務下達後,課題組根據《中醫古籍校注通則》的要求,搜求版本,考鏡源流,編寫《難經》整理研究設計書,及《校注本》《語譯本》樣稿,經衛生部中醫古籍整理出版辦公室批准,於一九八五年五月十五

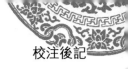

日至十六日,在上海召開《難經》整理研究課題論證會。邀請全國十四位有關專家、教授參加論證,組成評審委員會(名單附後)。會上由課題負責人凌耀星教授作開題報告和答辯。評審委員會經認真審閱、評議、論證,一致通過了設計書、開題報告和答辯。《評審意見》云:"評審委員會一致認爲:課題設計合理,思路嚴謹,資料較爲豐富。版本選擇,嚴肅認真,底本可靠,校本較全,樣稿基本符合設計要求:校勘,比較全面,並能綜合運用四校解決某些疑難問題;訓釋,基本符合訓釋體例,訓釋詞能注意做到不強經就我;按語,能針對經旨,提出個人見解,闡發微義;語譯,基本符合信、達、雅的要求。因此,評審委員會確認:本課題設計符合《中醫古籍校注通則》的要求,具有一定的先進性、科學性、可靠性和可行性。"此外專家們也提出了一些中肯意見和合理建議。會後,根據評審意見,對設計書作了一些修改,並着手進行編寫工作。歷時三載,完成初稿,送交主審專家審閱。主審專家各有專長,他們從校勘、訓釋、歷史考證等不同角度,提出修改意見。主編人爲了進一步徵詢主審專家的意見,或信札往來,或登門求教,經常保持密切聯系,通過反復修改而定稿。

　　審定稿會議於一九八九年三月十六日至十七日在上海舉行。國家中醫藥管理局委託人民衛生出版社中醫編輯部主任白永波主持會議。由主審專家和特邀專家組成審定委員會(名單附後)。審定委員根據《中醫古籍校注通則》《審定要點》及《難經》整理研究設計書之規定和要求,本着嚴謹、細緻、客觀、負責的態度,對書稿的整體內容與具體細節,進行了認真審閱。《審定意見》;"一致

認爲《難經》校注本和語譯本的編寫是基本成功的,學術
上達到了較高水平""在版本的收集、選定上做了大量調
研考證工作,做到了廣收異本,辨析源流,精選底本與校
本,使得校注工作建立在可靠的基礎上,對每條正文的提
要,能簡明扼要地提示本書主要内容。校勘方面,綜合運
用對校、本校、他校、理校四法,認真細緻地進行考訂,采
用本善兼顧法,逐一寫出校記。注釋方面,做到了有訓有
證,訓證統一;引用書證概以訓詁專書及漢代以前古籍經
典爲依據,能比較正確反映《難經》的本義。在按語中,
能闡明疑義,評述得失,啟發思考,敍述編者的學術見解。
總之,校注本做到博采衆長,加以綜合融化,在繼承前人
校注基礎上,有了新的進展,既源於古人,又高於古人,達
到整理提高目的。語譯本的注釋,簡明易懂,基本忠於原
文。"審定會後,按照審定專家們的意見,再次作了修改
而定稿。本書校勘共三百四十三條,其中校改三十一條,
校補十四條,校删五條,校乙四條,錯簡一條,正文改爲
小字注兩處,疑脱、疑誤、疑衍共八條。訓釋字、詞、句共
二百八十八條,列圖表十一幅。在按語中,對有關校勘問
題提出疑問、討論分析並發表編者見解者十四條。

　　《難經》整理研究工作,是在前人基礎上的再提高。
六度寒暑,五易其稿。在此過程中,承海内專家,真誠相
助,集思廣益,方克完成。但由於《難經》一書,疑難較多。
其有謬誤之處,或未臻其理者,幸冀後之明哲,予以斧正。

凌耀星謹識

一九八九年七月

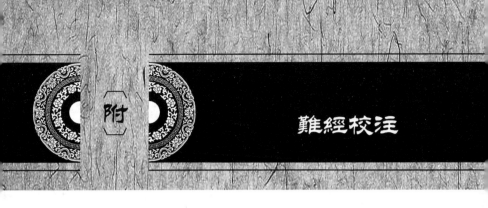

難經校注

附

一、《難經》整理研究課題論證委員會名單

主任委員　　張燦玾

委　　　員　　張燦玾　郭靄春　沈炎南　馬繼興

　　　　　　　余瀛鰲　王自強　賈維誠　裘沛然

　　　　　　　張鏡人　徐嵩年　殷品之　孫光榮

評審意見起草人　余瀛鰲　王自強　孫光榮

書面論證專家　丁光迪　何愛華

主管部門代表　宋志恒

責任編輯　　呼素華

主編單位代表　張伯訥　趙偉康

二、《難經校注》《難經語譯》審定委員會名單

審定會主持人　白永波

主審專家　　張燦玾　鄭孝昌　何愛華

特邀審定專家　裘沛然　王自強

審定意見起草人　王自強

責任編輯　　呼素華

主編單位代表　嚴世芸

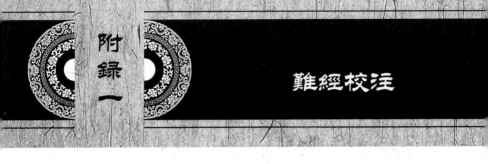

難經校注

附錄一

重刊《難經集註》序

　　蓋我醫之爲學，李朱出而古義晦，猶儒家宋說興而
漢學廢矣。乃如《難經》一書，及滑氏注行而諸家説皆
廢焉。況慶安中所刻《王翰林集註》已毀於火，世罕傳
之。醫官崇山千田君子敬嘅舊籍之日逸，更爲校訂，捐
俸付梓，問序於簡。簡嘉其存古之盛心，不量蕪陋，略
疏其源委而序焉。按《王翰林集註黄帝八十一難經》
五卷，宋《藝文志》、晁公武《讀書志》、趙希弁《後志》、
陳振孫《書録解題》及滑氏彙攷之類，並不著録。惟明
葉盛《菉竹堂書目》載《難經集註》一卷，未知王氏所
集否。金·紀天錫亦撰《難經集註》五卷，見《續文獻經
籍攷》，俱卷數不合，可疑也。今此書每卷首題曰吕廣、
丁德用、楊玄操、虞庶、楊康候註解，王九思、王鼎象、石
友諒、王惟一校正，附音釋。所謂王翰林者，未詳何人。
宋仁宗時，王惟一爲翰林醫官、朝散大夫、殿中省、尚藥
奉御騎都尉。天聖五年，奉勅編修《銅人腧穴鍼灸圖
經》，王翰林即是惟一已。而考趙希弁《志》，丁德用註，

167

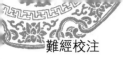

成於嘉祐末。虞庶註,黎泰辰治平間爲之序,並在天聖之後。由此觀之,惟一歷仕仁宗、英宗兩朝,修銅人之後,經三十餘年而校正此書也。又呂廣、楊玄操、丁德用、虞庶註,簿錄載其目,諸家亦多援引者,特至楊康候未有所考。而註中稱楊曰而辨駁丁氏之説者兩條,明是康候註矣。餘皆與玄操混,今不可辨也。王九思、王鼎象、石友諒,雖他書無所見,其與惟一同爲北宋人無疑焉。舊刻慶安板,雖未見祖本,題曰王翰林,則非惟一之舊也。然審其樣式,髣髴存宋槧之遺,不出元明人手者,亦無復疑焉。皇侃《論語義疏》載晉蔡謨論。《論語》云:物有大而不普,小而兼通者,譬如巨鏡百尋,所照必偏,明珠一寸,覽包六合。而東坡跋《楞伽經》則云:如醫之有《難經》,句句皆理,字字皆法。後世達者,神而明之,如槃走珠,如珠走槃,無不可者,是皆喻其該圓通機活之妙理也,然則《八十一難》猶儒家有《論語》歟。是書視之於滑氏之融會數説以折衷之,則雖醇疵淆混,似不全美,然吳呂廣以下五家説,得藉以傳者,猶皇氏《義疏》。視之朱子之論辨精核,旨義貫通,則雖循文敷衍,稍爲冗贅。然十三家之遺説,託而不泯於今歟。要之醫經之有註,當以此爲最古,豈可廢乎。而宋志以降,不見其目。近代乾隆《四庫全書》稱闡幽舉墜,盡加甄錄,而獨採滑氏《本義》,而不及是書,乃恐或彼土佚已久矣。而我邦經數百年而全然存焉者,誠醫家之大幸也。因思《論語》皇疏,彼土失傳。天明中,吳商汪鵬寓於崎嶴,偶得而還。乾隆戊申,歙鮑氏再刻,以收其叢書中。今子敬之有此舉,異日儻依海舶之便而

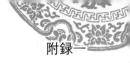

傳彼土,則雖謂之有功於國華亦可也。

文化紀元中秋日,東都醫官督醫學事丹波元簡廉夫譔

《句解八十一難經》序

可以生人,可以殺人,莫若兵與刑。然兵刑乃顯然之生殺,人皆可得而見。醫乃隱然之生殺,人不可得而見。年來妄一男子,耳不聞《難》、《素》之語;口不誦《難》、《素》之文,濫稱醫人,妄用藥餌。誤之於尺寸之脈,何啻乎尺寸之兵;差之於輕重之劑,有甚於輕重之刑。予業儒未效,惟祖醫是習,不揆所學,嘗集解王叔和脈訣矣,嘗句解幼幼歌矣。如《八十一難經》,乃越人授桑君之秘術,尤非膚淺者所能測其秘,隨句箋解,義不容辭。敬以十先生補注爲宗祖,言言有訓,字字有釋。必欲學醫君子口誦心惟,以我之生觀彼之生,自必能回生起死矣。何至有實實虛虛,醫殺之譏? 吁! 醫有生人之功如此,豈不賢於兵刑之生殺哉。

時大宋咸淳五年,歲次己巳孟春,
臨川晞范子李駉子桂自序

《難經本義》自序

《難經本義》者,許昌滑壽本《難經》之義而爲之説也。《難經》相傳爲渤海秦越人所著,而《史記》不載,《隋·唐書·經籍藝文志》乃有秦越人《黃帝八十一難經》二卷之目。豈其時門人子弟,私相授受,太史公偶不及

見之耶？考之《史記正義》及諸家之說，則爲越人書不誣
矣。蓋本黃帝《素問》、《靈樞》之旨，設爲問答，以釋疑
義。其間榮衛度數，尺寸部位，陰陽王相，藏府内外，脈法
病能，與夫經絡流注，鍼刺俞穴，莫不該備，約其辭，博其
義，所以擴前聖而啟後世[1]，爲生民慮者，至深切也。歷
代以來，注家相踵，無慮數十。然而[2]，或失之繁，或失之
簡，醇疵淆混，是非攻擊。且其書經華佗煨燼之餘，缺文
錯簡，不能無遺憾焉。夫天下之事，循其故則其道立，浚
其源則其流長，本其義而不得其旨者，未之有也。若上古
《易》書，本爲卜筮，設子朱子推原象占，作爲《本義》，而
四聖之心以明，《難經本義》竊取諸此也。是故考之《靈》、
《素》以探其原。達之仲景、叔和，以繹其緒。凡諸說之
善者，亦旁蒐而博致之；缺文斷簡，則委曲以求之，仍以
先儒釋經之變例而傳疑焉。於乎[3]！時有後先[4]，理
無今古[5]。得其義斯得其理，得其理則作者之心曠百世
而不外矣。雖然，斯義也，不敢自謂其已至也。後之君子，
見其不逮，改而正之，不亦宜乎。

至正辛丑秋九月己酉朔滑壽自序

〔1〕世　人民衛生出版社（下稱人衛）排印本作“賢”。

〔2〕而　人衛排印本無。

〔3〕於乎　人衛排印本作“嗚呼”。按“於乎”同“嗚呼”。

〔4〕後先　人衛排印本作“先後”。

〔5〕今古　人衛排印本作“古今”。

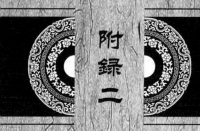

歷代《難經》書目

一、黃帝八十一難　二卷

見《隋書·經籍志》。

二、黃帝衆難經　一卷(吳)呂廣注(一作呂博、呂博望)

見《隋書·經籍志》。《通志·藝文略》作二卷,《册府元龜》卷七二四作《八十一難經注》。

三、黃帝八十一難經　一卷　秦越人撰

見《唐書·經籍志》。《新唐書·藝文志》作二卷。

四、黃帝八十一難經　一卷　(吳)呂廣注,(唐)楊玄操演

見《郡齋讀書後志》。《文獻通考》作五卷,名《呂楊注八十一難經》,《日本國見在書目錄》作九卷,《難經本義》引用諸家姓名作《難經注釋》。

五、八十一難音義　一卷　(唐)楊玄操撰

見《日本國見在書目錄》。

六、補注難經　二卷　(宋)丁德用注

見《通志·藝文略》、《郡齋讀書後志》、《文獻通考》并作五卷,名《丁德用注難經》。《直齋書録解題》名《難經》。《難經本義》引用諸家姓名作《難經補注》。

七、注難經　五卷(宋)虞庶注

見《郡齋讀書後志》、《文獻通考》。《難經本義》引用諸家姓名作《難經注》。

八、注解難經　(宋)楊康候注

見《王翰林集注黄帝八十一難經》。

九、秦越人難經疏　十三卷　(宋)侯自然疏

見《宋史·藝文志》及《崇文總目輯釋》。

十、難經解義　一卷　(宋)龐安時解

見《宋史·藝文志》。宋志又載龐氏《難經解》一卷。《宋以前醫籍考》云:"右兩書同出於宋志,蓋同一書也乎。"《難經本義》彙考引作《難經解》。

十一、黄帝八十一難經注釋　一卷　(宋)宋庭臣

見《宋史·藝文志》。

十二、難經疏義　二卷　(宋)王宗正疏義

見《宋史·藝文志》。《難經本義》引用諸家姓名作《難經注義》。

十三、難經疏　一卷　(宋)亡名氏疏

見《寶素堂藏書目録》。

十四、難經疏　(宋)高承德疏

見《中國醫籍考》卷七。書云:"按右見於僧幻雲《史記扁鵲倉公傳附標》"。

十五、劉氏難經解　(宋)

見《中國醫籍考》卷七,引自《談録》。

十六、扁鵲八十一難經辨正條例　一卷　(宋)周與

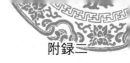

權撰

　　見《故宮博物院書目》。《難經本義》引用諸家姓名作《難經辨正釋疑》。

十七、難經注　（宋）馮玠

　　見《難經本義》彙考及《中國醫籍考》卷七。

十八、難經注　（宋）謝復古

　　見《宋以前醫籍考》第三類。

十九、王翰林集注黃帝八十一難經　五卷　（宋）王惟一

　　一名《難經集注》，見《經籍訪古志》。

　　《難經古注集成》本載有日本慶安五年(一六五二年)武村市兵衛刊本之影印本

　　日本文化元年(一八〇四年)濯纓堂藏板刊本

　　一九五六年人民衛生出版社據佚存叢書本影印

二十、難經句解　四卷　（宋）李駉

　　見《國史經籍志》。《道藏》作《黃帝八十一難經纂圖句解》七卷。《絳雲樓書目》作《圖注難經》。《元史·藝文志》作《李晞范注難經》。

　　涵芬樓影印明正統道藏本

二十一、集注難經　五卷　（一作三卷）（金）紀天錫

　　見《二十五史補編》補元史藝文志卷三，《難經本義》引用諸家姓名作《難經注》。王圻氏《續經籍考》作《難經集注》。

二十二、藥注難經　（金）張元素注

　　見《難經本義》引用諸家姓名。《絳雲樓書目》作《張潔古注難經》。

二十三、難經重玄　王少卿撰

見《中國醫籍考》卷七引《九靈山房集·滄洲翁傳》。

二十四、難經本旨　(元)袁坤厚撰

見《難經本義》引用諸家姓名。

二十五、難經説　(元)謝縉孫撰

見《難經本義》引用諸家姓名。

二十六、難經辨疑　(元)陳瑞孫撰

見《難經本義》引用諸家姓名。

二十七、難經本義　二卷　(元)滑壽注

見《國史經籍志》。

一九六三年人民衛生出版社據明《古今醫統正脈全書》校勘排印本。

二十八、難經附説　(明)呂復撰

見《中國醫籍考》卷七,及光緒三年浙江《鄞縣志》卷五十五。

二十九、難經辨釋　亡名氏

見《文淵閣書目》。《菉竹堂書目》作二卷。

三十、難經　(白文本)　一卷　(明)

見《中醫圖書聯合目録》。

明經廠刻《醫要集覽六種》本

三十一、勿聽子俗解八十一難經　六卷　(明)熊宗立解

見《中醫圖書聯合目録》。

一九八三年中醫古籍出版社據日本翻刻明成化八年壬辰鰲峰中和堂本影印

三十二、八十一難經經絡解　(明)熊宗立撰

見《中醫圖書聯合目録》。

明萬歷刻本

　　三十三、圖注八十一難經　四卷　（明）張世賢注
又名《圖注八十一難經辨真》初刻
　　本爲八卷，後刻之本均改爲四卷。見《中醫圖書聯
合目録》。
　　明正德五年吳門沈氏碧梧亭校刊本
　　一九五四——一九五五年錦章書局鉛印《圖注難經脈訣》本
　　三十四、圖注八十一難經評林捷徑統宗　六卷
（明）王文潔圖注
　　見《中醫圖書聯合目録》。
　　明萬曆二十七年閩建書林劉朝琯安正堂《合并脈訣難經太
素評林》刻本
　　三十五、八十一難經圖解　（明）聶尚恒編
　　見《中醫圖書聯合目録》。
　　明末帶月樓刻《醫學滙函》本
　　三十六、難經正義　九卷　（明）馬蒔注
　　見《醫藏目録》。
　　明萬曆寶命堂刻本（殘存一至五卷）
　　三十七、難經考誤　（明）姚濬撰
　　見光緒二十七年《直隸和州志》卷三十六《藝文》。
　　三十八、難經補注　（明）徐述撰
　　見萬曆三十二年《武進縣志》卷七《方技》。
　　三十九、難經直解　（明）張景皋撰
　　見嘉靖十九年《寧夏縣志》卷二《技能》。
　　四十、難經箋釋　（明）黃淵撰
　　見乾隆四十六年浙江《余姚縣志》卷三十五《經籍·子部》。
　　四十一、難經廣説　（明）王三重撰

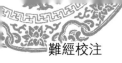

見黃竹齋《難經會通·難經注家考》引《國醫圖書專號》。

四十二、圖注八十一難經大全　三卷　(明)吳文炳撰

見黃竹齋《難經會通》。

四十三、圖注八十一難經定本　一卷　(明)童養學

見黃竹齋《難經會通》。

四十四、難經直解　二卷　(清)莫熺注

見《中醫圖書聯合目錄》。

清順治康熙陸續刊成,乾隆六年重加每種扉頁彙印之《莫氏錦囊十二種》本

四十五、難經經釋　二卷　(清)徐大椿注

見《中醫圖書聯合目錄》。

徐靈胎醫學全書本

一九八五年北京市中國書店《難經經釋·難經經釋補正》影印本

四十六、難經本義摘注　二卷　(清)郭大銘摘注

見《中醫圖書聯合目錄》。

清乾隆凝和堂刻本

四十七、古本難經闡注　二卷　(清)丁錦注

見《中醫圖書聯合目錄》。

清乾隆三年蘇州刻本

一九五九年上海科技衛生出版社鉛印本

四十八、越人難經真本說約　四卷　(清)沈德祖輯

見《中醫圖書聯合目錄》。

清乾隆四年亦正堂刻本

四十九、難經懸解　二卷　(清)黃元御撰

見《中醫圖書聯合目錄》。

清乾隆二十一年刻本

一九三〇年上海中醫書局《影印古本醫學叢書》本

五十、扁鵲脈書難經　六卷　（清）熊慶笏輯注

見《中醫圖書聯合目錄》，同治十一年《南康府志》卷二十《藝文》作《難經輯注》。

清嘉慶二十二年石壁堂刻本

五十一、難經解　（清）鄒漢璜撰

見《中醫圖書聯合目錄》。

清道光二十年《鄒氏純懿盧集八種》（稿本）之二

五十二、難經摘抄　（清）王廷俊摘抄

見《上海中醫學院中醫圖書目錄》。

清同治六年刊《類經纂要》附錄部分

五十三、難經晰解　二卷　（清）袁崇毅撰

見《中醫圖書聯合目錄》。

抄本

五十四、增輯難經本義　二卷　（清）周學海輯

見《中醫圖書聯合目錄》。

清光緒十七年至宣統三年池陽周氏福慧雙修館刊《周氏醫學叢書》之初集

五十五、難經啟蒙　二卷　（清）龔廼彊釋

見《中醫圖書聯合目錄》。

清光緒十九年抄本

五十六、難經正義　六卷　（清）葉霖撰

見《中醫圖書聯合目錄》。

一九三六年上海世界書局鉛印《珍本醫書集成》本

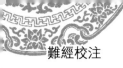

一九八四年上海科學技術出版社吳考槃點校本

五十七、內經通論難經通論　丁福保撰

見《中醫圖書聯合目錄》。

清宣統元年印本

五十八、難經筆記　二卷　（清）任錫庚撰

見《中醫圖書聯合目錄》。

抄本

五十九、難經廣説　一卷　（清）王三重撰、郁宦光刪補

見《中醫圖書聯合目錄》。

抄本

六十、秦越人難經剪錦　（清）施麟纂注

見《中醫圖書聯合目錄》。

抄本

六十一、難經求是　鄔肇焜撰

見《新編中醫圖書聯合目錄》。

一九一〇年石印本

六十二、注難經　（清）戴震撰

見《中國醫籍考》卷七引《揚州畫舫錄》。

六十三、春秋本難經注疏　唐千頃撰

見《中國醫籍考》卷七引《文房肆考藝文志》。

六十四、內難語要　唐秉鈞撰

見《中國醫籍考》卷七引《文房肆考藝文志》。

六十五、難經釋義　（清）丁紹誠

民國二十三年山東《濟陽縣志》卷十九《藝文志》。

六十六、難經妙略　一卷　（清）王乾

178

見光緒三十三年山東《益都縣圖志》卷二十五《藝文志》。

六十七、難經懸解 （清）孫炎丙

見民國二十五年山東《平度縣續志》卷八《人物》。

六十八、内難經撮 （清）余祚宸

見民國六年江蘇《丹徒縣志摭餘》卷九《人物志·方技》。

六十九、集注難經淺説 （清）李恩蓉

見民國六年江蘇《丹徒縣志摭餘》卷九《人物志·方技》。

七十、靈素難經補注 十二卷 （清）于暹春

見同治十三年江蘇《揚州府志》卷二十二《藝文》一《書目·子部》。

七十一、難經類疏 （清）葛天民

見嘉慶十五年江蘇《揚州府志》卷五十四《人物》九《藝術》。

七十二、難經釋 （清）王效成

見光緒十七年江蘇《盱眙縣志稿》卷八《人物》。

七十三、難經析疑 （清）陳鳳佐

見同治十二年江蘇《如皋縣續志》卷九《列傳》二《方傳傳》。

七十四、難經注 （清）陸守弘

見康熙二十六年江蘇《常熟縣志》卷二十一《人物·方技》。光緒三十年《常昭合志稿》卷四十四《藝文》作錢守弘,蓋從其本姓

七十五、難經解 （清）張鏡溪

見光緒六年江蘇《江寧府志》卷九上《藝文》上《子部》。

七十六、難經補注 六卷 （清）董懋霖

見光緒二十五年浙江《慈溪縣志》卷四十八《藝文》三。

七十七、難經注 （清）黃百谷

見光緒二十五年浙江《余姚縣志》卷十七《藝文》下。

七十八、難經辨釋 （清）丁元啟

見嘉慶五年浙江《嘉善縣志》卷十七《人物志》五。

七十九、難經通解 （清）羅中極
見同治九年江西《南昌縣志》卷二十六《藝文志·書目》。

八十、難經辨微 （清）尹嘉實
見同治十二年江西《雩都縣志》卷十六《藝文·經籍》。

八十一、難經辨正 （清）胡醴銘
見民國二十年四川《三台縣志》卷九《人物志》。

八十二、難經析義 （清）汪鈺
見道光三年安徽《休寧縣志》卷十九《人物》。

八十三、張氏難經賞析性理篇 （清）朱祝三
見光緒十一年安徽《廬江縣志》卷十五《藝文·著作》。

八十四、難經經釋補正 二卷 （清）廖平補正
刊《六譯館醫學叢書》本

一九八五年北京中國書店《難經經釋·難經經釋補正》影印本

八十五、懿庭醫訓難經 二卷 武同文注
見《新編中醫圖書聯合目錄》。

一九一六年德全石印局石印本

八十六、難經講義 方聞興編
見《新編中醫圖書聯合目錄》。

一九一七年廣州中漢印務局鉛印本

八十七、難經編正 二卷 司樹屏撰
見《中醫圖書聯合目錄》。

一九二〇年南通翰墨林鉛印本

八十八、難經彙注箋正 四卷 張壽頤撰
見《中醫圖書聯合目錄》。

一九二三年蘭溪中醫專門學校石印本

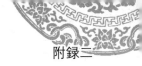

一九六一年上海科學技術出版社鉛印本

八十九、古本難經闡注校正　陳頤壽撰

見《上海中醫學院中醫圖書目録》。

一九二九年石印本

九十、難經章句　四卷　孫鼎宜編

見《中醫圖書聯合目録》。

一九三二年上海中醫書局鉛印《孫氏醫學叢書》本

九十一、難經學　鄒慎撰

見《新編中醫圖書聯合目録》。

一九三二年成都國醫講習所鉛印本

九十二、內難概要　蔡陸仙編著

見《中醫圖書聯合目録》。

一九三四年新中醫社鉛印中醫各科問答叢書單行本

九十三、難經集義　吳保坤撰

見《中醫圖書聯合目録》。附《難經之研究》。

一九三四——一九五五年中醫書局鉛印本

九十四、難經注論　吳琴儕撰

見《中醫圖書聯合目録》。

一九三五——一九四二年北平慈濟施診所鉛印本

九十五、難經經釋　一卷　葉翰撰

見《中醫圖書聯合目録》。

一九一三——一九二三年成都存古書局

見《上海地區中醫書目》(《中醫圖書聯合目録》未編入部分)。

一九三五年據稿本傳抄本

九十六、難經讀本　王一仁注

見《中醫圖書聯合目録》。

一九三六年杭州仁盦學舍鉛印本

九十七、難經講義　孫祖燚編

見《上海中醫學院中醫圖書目録》。

一九三八年《浙江中醫學校講義三十三種》本

九十八、難經　二卷　蔡陸仙編

一九四〇年中華書局鉛印《中國醫藥彙海》本

九十九、黃帝八十一難經正本　張驥校補

見《新編中醫圖書聯合目録》。

一九三七年成都義生堂刊本

一〇〇、難經草本　胡仲言補注

見《上海中醫學院中醫圖書目録》。

一九三九年胡傳芳抄本

一〇一、難經叢考　張驥輯

見《中醫圖書聯合目録》。

成都汲古書局刻本

一〇二、難經之研究　秦伯未撰

見《上海中醫學院中醫圖書目録》。

見《難經集義》附録部分。

一〇三、難經會通　黃竹齋撰

見《中醫圖書聯合目録》。

一九四八年石印本

一〇四、難經秘解講義　孟世忱編

見《新編中醫圖書聯合目録》。

民國間北京孟氏診所鉛印本

一〇五、難經講義　斯衡峰撰

見《新編中醫圖書聯合目録》。

民國新中國醫學院油印本

一〇六、難經講義揭要　二卷　張儼若編

見《新編中醫圖書聯合目録》。

民國中興石印館石印本

一〇七、難經講義録　林曉蒼編

見《新編中醫聯合目録》。

私立福建中醫學社油印本

一〇八、難經釋要　李耀辰撰

見《新編中醫圖書聯合目録》。

京江南氏一經堂刻本

一〇九、黄帝内經分類講義附難經講義　陳月樵編

見《上海地區中醫書目》(《中醫圖書聯合目録》未編入部分)。

一九一九年廣東中醫教員養成所鉛印本

一一〇、難經七十二條

見《新編中醫圖書聯合目録》。

抄本

一一一、難經譯釋　南京中醫學院醫經教研組

一九六一年上海科學技術出版社鉛印本

一一二、難經白話解　陳璧琉編著

一九六三年人民衛生出版社鉛印本

一一三、難經知要　黄維三著

一九六九年臺灣中國醫學研究所出版

一一四、難經校釋　南京中醫學院校釋

一九七九年人民衛生出版社鉛印本

一一五、内難經選釋　閻洪臣　高光震釋

一九七九年吉林人民出版社鉛印本

見《中醫圖書聯合目録》。

日本正德五年(一七一五)皇都書肆文泉堂刻本

一二六、盧經裒腋　二卷　(日)加藤宗博撰

見《中醫圖書聯合目録》。

一九八四年中醫古籍出版社據日本享保六年刊本影印本

一二七、難經古義　二卷　(日)滕萬卿

見《中醫圖書聯合目録》。

一九三〇——一九三六年上海中醫書局鉛印本

一二八、難經釋義　二卷　(日)菊池玄藏撰

見《中醫圖書聯合目録》。

日本寶歷十年(一七六〇)刻本

一二九、難經疏證　二卷　(日)丹波元胤撰

見《中醫圖書聯合目録》。

一九五七年人民衛生出版社重印《皇漢醫學叢書》本

一九八四年人民衛生出版社《素問識·靈樞識·素門紹識·難經疏證》合刊本

一三〇、難經本義疏　(日)山田業廣疏

見《中醫圖書聯合目録》。

日本明治五年(一八七二)山田業廣手稿

一三一、難經發揮　一卷　(日)管井倉常氏撰

見張驥《難經叢考》。

一三二、難經開委　一卷　(日)出雲廣貞注

見黃竹齋《難經會通》難經注家引《國醫圖書專號》。

一三三、難經本義大鈔　二十七卷　(日)森本昌敬齋玄閑輯

見日本東洋醫學研究會《難經古注集成》本據延寶戊午

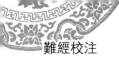

（一六七八）刻本影印。

　　一三四、難經鐵鑑　九卷　（日）廣岡蘇仙　富原著
　　見日本東洋醫學研究會《難經古注集成》本　據寬延三年
（一七五〇）刻本影印。

　　一三五、難經本義捷徑　（日）玄由撰
　　見《難經本義大鈔》所引諸書。

　　一三六、難經本義古鈔　（日）玄由撰
　　見《難經本義大鈔》所引諸書。

06栏